临床麻醉系列丛书

麻醉基本操作手册

（第2版）

主　　审　杨拔贤

主　　编　冯　艺

副 主 编　乔　青　安海燕

编　　者（按姓氏汉语拼音排序）

果　旭　姜俪凡　鞠　辉
辛　玲　许军军　张　红
张熙哲

主编助理　戴　天

视频制作　戴　天　辛　玲

北京大学医学出版社

MAZUI JIBEN CAOZUO SHOUCE

图书在版编目（CIP）数据

麻醉基本操作手册 / 冯艺主编. —2 版 . —北京：
北京大学医学出版社，2023.4（2024.8 重印）
（临床麻醉系列丛书）
ISBN 978-7-5659-2746-1

Ⅰ. ①麻…　Ⅱ. ①冯…　Ⅲ. ①麻醉学－手册　Ⅳ.
R614-62

中国版本图书馆 CIP 数据核字（2022）第 174006 号

麻醉基本操作手册（第 2 版）

主　　编：冯　艺
出版发行：北京大学医学出版社
地　　址：（100191）北京市海淀区学院路 38 号　北京大学医学部院内
电　　话：发行部 010-82802230；图书邮购 010-82802495
网　　址：http://www.pumpress.com.cn
E-mail：booksale@bjmu.edu.cn
印　　刷：北京信彩瑞禾印刷厂
经　　销：新华书店
责任编辑：王智敏　　责任校对：靳新强　　责任印制：李　啸
开　　本：889 mm×1194 mm　1/32　印张：3.875　字数：93 千字
版　　次：2023 年 4 月第 2 版　2024 年 8 月第 2 次印刷
书　　号：ISBN 978-7-5659-2746-1
定　　价：35.00 元

主编简介

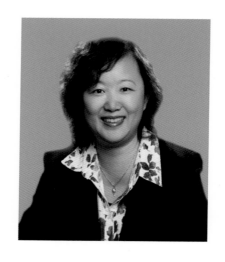

　　冯艺，医学博士，主任医师，教授，博士生导师。北京大学人民医院麻醉科、疼痛科主任。中华医学会麻醉学分会委员、疼痛学组副组长，中华医学会疼痛学分会副主任委员，中国医师协会麻醉学医师分会常委。

第2版前言

时光飞逝，距离上一版《临床麻醉系列丛书——麻醉基本操作分册》已经过去了十余年。在过去的十余年里，麻醉学从理论到技术都经历了飞速发展。尽管如此，我们仍有着不变的初衷，那就是保证患者围手术期的安全，降低围手术期死亡率。面对工作量的日益增加、工作节奏的日益增快，唯有扎实规范的麻醉操作技术才能作为保障。

在这一版图书中，读者可以学习到麻醉学最基础的操作。本书涵盖了麻醉机准备、无创生命体征监测、气管插管、椎管内麻醉、有创血流动力学监测等，并附有自测题目。同时与时俱进，增加了超声引导下神经阻滞、超声引导下中心静脉穿刺、可视喉镜下气管插管等内容，更好地帮助读者进行知识技能的更新。读者还可通过扫描二维码观看操作视频。我们仍秉持严谨、认真的态度，强调本书的实用性和规范性。希望本书能为广大的临床一线麻醉医生、麻醉学教师、麻醉学专业学生提供参考，帮助大家更好地进行麻醉技术操作的教与学，最终能为患者的麻醉安全提供保障。不管你是刚接触麻醉的新朋友，还是从事麻醉多年的老朋友，相信你都能从中有所收获。

此书的出版凝结了北京大学人民医院麻醉科多名医生的辛勤劳动。所有撰写者都是活跃在临床第一线、有着丰富临床经验的麻醉医生，在此对他们表示深深的感谢。

本书中推荐的麻醉操作技术仅供临床参考，希望读者能够积极交流指正。医学技术的发展日新月异，设备不断更新，我们将对本书持续更新。期望本书能为广大的麻醉医生、教师、学生在麻醉技术操作方面提供帮助，真诚祝愿我们的医疗工作者及医学生快乐地工作、学习、生活。

冯艺记于北京

2022 年 7 月

目　　录

视频目录

1 麻醉机的准备

果旭　冯艺

一、麻醉机的基本部件

　　没有一台设备比麻醉机与临床麻醉的关系更为密切，麻醉医生要使用麻醉机控制手术患者的呼吸，并供给吸入麻醉药。现代麻醉机已经整合了许多内置安全功能和装置，但无论哪种品牌或型号都必须具备以下几个部分和功能：电源、气源、压缩气瓶或管道供气压力表、气体流量计、麻醉气体蒸发器、CO_2 吸附装置、废气排放系统、快速充氧按钮、呼吸器、呼吸回路系统、呼吸监护、可调节限压（adjustable pressure limiting，APL）阀等。其他附属装置还有吸引器、备用吸氧装置、气体采样模块等（图 1-1）。

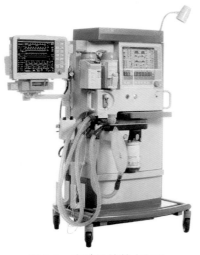

图 1-1　麻醉机的基本部件

二、开机前检查

因麻醉气体输送管路连接错误而引起的设备相关事故的发生率通常是设备本身故障所致事故的 3 倍。设备使用的错误都是与设备的准备、维护或配置过程中的错误相关的。一些可预防的麻醉错误常常是由于对设备的不熟悉和忽视对麻醉机功能检查而引起的。因此，麻醉机开机前的检查十分重要。检查主要包括以下 6 个步骤。

1. 检查麻醉机电源插头是否与电源插座插好。

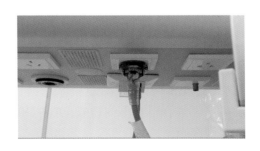

2. 检查麻醉机供气管道的插头，如氧气、氧化亚氮、空气等，是否与供气源插座的名称和颜色相符并插好。

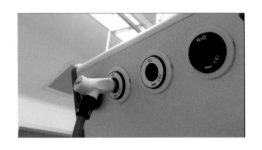

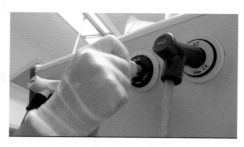

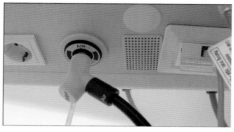

3. 检查麻醉机废气排出管路插头是否与相应插座连接好。

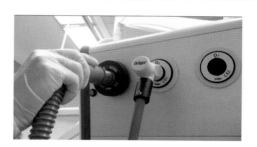

4. 检查麻醉气体蒸发器是否与麻醉机锁紧，麻醉药是否足够。

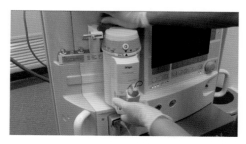

5. 检查钠石灰罐是否与麻醉机连接紧密，钠石灰是否需要更换。

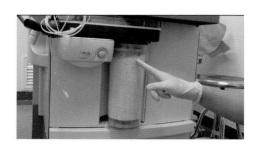

6. 检查积水杯内是否有积水，是否与麻醉机连接紧密。

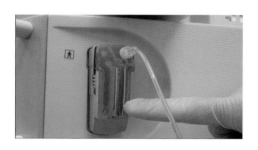

三、开机

1. 按下电源开关，麻醉机上会出现电源接通显示信号。

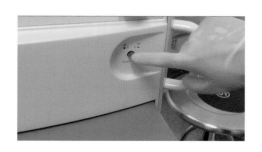

2. 连接呼吸回路系统、手动呼吸皮囊和气体采样管。

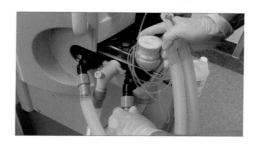

3. 将 APL 阀旋到 20 mbar 即 20 cmH$_2$O（现在大部分机器要求为 20 mbar，也有部分机器要求 30 mbar）。不同麻醉机的 APL 阀外形不同。

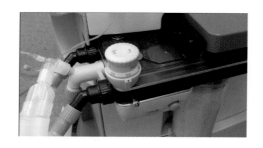

4. 检查麻醉气体蒸发器开启旋转盘是否处在"0"的位置，挥发罐与麻醉机是否锁好。

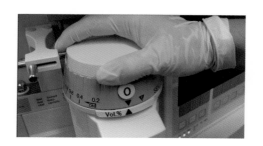

5. 检查所有气体管路压力是否大于 2.7 kPa×100（bar）。

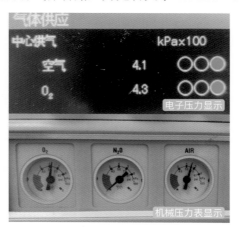

6. 检查安全供氧旋钮是否关闭。

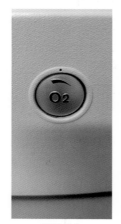
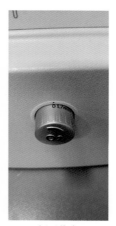

关闭状态　　　　　　　打开状态

7. 机器进入自动自检程序。

需要注意的是，不同麻醉机自检方式不同，具体请参考说明书，规范操作。

8. 对于没有自动自检功能的机器或在紧急情况下跳过自检功能的机器，可采取以下手工方式检查。

（1）回路泄漏检查：先关闭排气阀，堵住 Y 型接头，快速充氧使回路内压力达 30 ~ 50 cmH$_2$O 之间，在 30 s 内或更长时间，观察压力表的压力能否维持不变。这种测试方法的灵敏度稍差，不能检出 < 250 ml/min 的泄漏。

（2）呼吸机和活瓣功能检查：先将 Y 型接头接上模拟肺，开启呼吸机，快速充氧至风箱充盈，降低氧流量至最小，观察风箱在吸气期能输出相应潮气量，呼气末风箱能回复到底端（0 ml）位置。

四、麻醉气体蒸发器拆卸与安装

1. 拆卸蒸发器

（1）按下"0"按钮，并顺时针旋转控制转盘至"T"位置。

（2）将锁杆转入控制盘中。

（3）垂直向上即可抬起。

2. 安装蒸发器

（1）垂直向下将蒸发器插入麻醉机蒸发器接头。

（2）将锁杆转出控制盘。

（3）按下"0"按钮，并逆时针旋转控制转盘至"0"位置。

五、更换钠石灰

1. 向上掀起写字板。

2. 搬开右侧扳手，将呼吸系统模块拉出。

3. 顺时针旋转钠石灰罐。

4. 将使用过的钠石灰倒入黄色垃圾袋。

5. 倒入新钠石灰至"MAX"线。

6. 将钠石灰罐逆时针旋转拧紧。

7. 将呼吸系统模块推回。

六、拆卸积水杯和抽取积水杯内积水

1. 将积水杯水平拉出。

2. 将积水杯倾斜，把空注射器插入积水杯突出的插孔内将杯中积水抽出。

3. 将积水杯水平插入。

七、设置好机械呼吸参数、吸入氧浓度待用

八、当今国际先进麻醉工作站介绍

麻醉机自被发明创造至今，其主要功能没有大的变化，而当代先进的麻醉工作站更注重精准治疗、安全麻醉、肺保护性通气、决策支持和感染防控等方面。例如通过精准控制马达驱动电动活塞，在容控模式下潮气量设置最小可达到 5 ml；智能低最低肺泡有效浓度（minimum alveolar concentration，MAC）报警功能，可自动激活，防止术中知晓的发生；具有定时自动自检功能，可以缩短麻醉准备时间；有些品牌麻醉机还具有回路加热干燥功能，消除回路内部的积水，延长回路内部电子元器件的使用寿命等。

自测题

选择题

1. 下列选项中哪些**不是**麻醉机必须具备的功能和部件

   A. 电源、气源、压缩气筒供气压力表

   B. 流量计、挥发罐、CO_2 吸附装置、废气排放系统

   C. 吸引器、备用氧控制模块、气体采样模块

   D. 快速充氧按钮、呼吸监护、安全溢气阀

2. 开机自检时 APL 阀旋到＿＿＿＿＿（mbar）

A. 10 cmH$_2$O 或 20 cmH$_2$O

B. 20 cmH$_2$O 或 30 cmH$_2$O

C. 30 cmH$_2$O 或 40 cmH$_2$O

D. 40 cmH$_2$O 或 50 cmH$_2$O

3. 麻醉机供气管路压力应**不低于**_____（bar）

A. 2.5 kPa×100　　　　B. 2.7 kPa×100

C. 3.0 kPa×100　　　　D. 3.5 kPa×100

4. 手工方式检查回路泄漏时，回路内压力应_____，维持压力_____秒

A. 低于 30 cmH$_2$O，30

B. 30～50 cmH$_2$O，40

C. 高于 50 cmH$_2$O，40

D. 30～50 cmH$_2$O，30

5. 手工方式检查回路泄漏，不能检出_____的泄漏

A. ＜450 ml/min　　　　B. ＜400 ml/min

C. ＜250 ml/min　　　　D. ＜300 ml/min

填空题

1. 拆卸挥发罐时，首先应把控制盘转至_____位置。

2. 手动呼吸机和活瓣功能检查：首先 Y 型接头接上模拟肺，开启呼吸机，快速充氧至_____，降低氧流量至最小，观察风箱在吸气期能输出相应潮气量，呼气末风箱_____位置。

参考答案

选择题

1. C　2. B　3. B　4. D　5. C

填空题

1. T　2. 风箱充盈　能回复到底端 0 ml

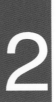

2 无创生命体征监测

乔青

视频 2 无创监测

第一节 连续心电监测

一、心电监测的意义

1. 监测围手术期心率和心律，辅助判断麻醉深度。

2. 监测手术操作、电解质紊乱及药物等对心脏的影响。

3. 识别各种心律失常和传导阻滞，预防和及时处理恶性心律失常。

4. 监测 ST-T 变化，及时发现心肌缺血，预防心肌梗死。

5. 监视起搏器功能。

二、心电监测的方法

1. 心电图机 可记录心电信号，不能用于麻醉期间的连续监测。在怀疑有心肌缺血、心肌梗死或心律失常时，用来做全导联心电图以便作出进一步的诊断。

2. 心电图监护仪 可连续、实时监测心电活动，设有报警装置，当心率超过上、下限时自动报警。这种仪器也可同时监测无创血压和脉搏氧饱和度。

3. 多功能心电监护仪（图 2-1） 可连续监测心电活动，

自动分析 ST 段，并有报警设置。有的监护仪可同时监测两个或三个导联的心电图。这种仪器也可同时监测无创血压、脉搏氧饱和度、体温等，如有需要也可监测有创动脉压、中心静脉压、呼气末二氧化碳分压等。

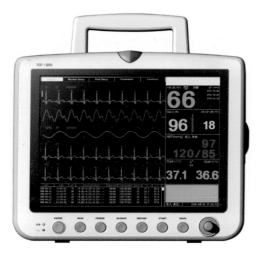

图 2-1 多功能心电监护仪（示波形、ST 段、报警）

三、麻醉期间心电监测的特点

1. 心电图监测常常受手术部位和手术体位等因素的影响。对心电监测显示的心电活动异常，要根据具体情况，结合手术麻醉过程进行分析。例如 R 波低电压、P 波低平、ST-T 改变等心电图变化，需要结合实际情况分析原因，判断是体位及导联位置的关系，还是低血容量、电解质紊乱、心肌缺血的结果。

2. 整个麻醉手术期间都需要连续不断地监测心率、心律，尤其在麻醉诱导、气管插管、手术切皮、腹腔探查、麻醉苏醒等阶段，以便发现问题及时处理。

3. 手术期间经常使用的各种电子仪器设备，例如电凝器、电动刨刀等，会对心电监测产生干扰，表现出心率、心律的伪变化，需做出正确判断。如果同时监测了脉搏氧饱和度或有创动脉压，可以结合脉搏氧饱和度或有创压力的波形加以鉴别（图 2-2）。

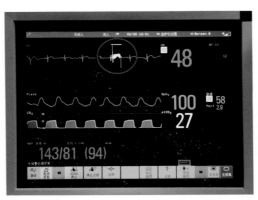

图 2-2　干扰波（伪心率数）（红圈所示）、脉搏氧饱和度波及脉搏数（正确）

4. 对于监测中可疑心肌缺血或出现某些心律失常时，常需做全导联心电图确定。

四、麻醉期间常用的心电导联

各导联接头以不同的颜色区别，不同的品牌颜色不一。通常以红色代表负极，白（或黄）色代表正极，黑色代表无关电极。

导联线上常带有导联位置提示（图 2-3）。

1. 综合 Ⅱ 导联　对没有心脏病的手术患者，行心电监测，常用综合 Ⅱ 导联。导联的放置方法：正极在左侧腋前线第 4 肋间，负极在右锁骨中点下方，无关电极在左锁骨中点下方（图 2-4）。心电图波形与肢体 Ⅱ 导联相似。

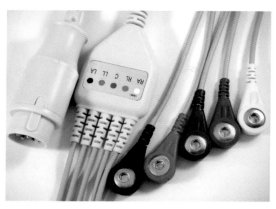

图 2-3　导联颜色及位置提示

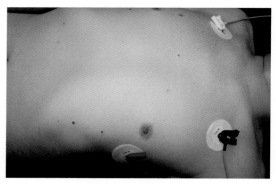

图 2-4　综合Ⅱ导联

在临床应用中，常受体位、手术切口及无菌范围的制约，使电极位置变化。可将正极放在左侧胸壁下部，负极放在右侧胸壁上部或右肩部，使正负极的方向大致与心尖至心底的方向一致即可。

2. 改良胸部导联（CM$_5$、CM$_6$ 导联）　是连续心电图监测中常用导联。

CM$_5$ 导联：正极在左侧腋前线第 5 肋间，负极在胸骨柄右侧，用Ⅱ导联示波，心电图波形与 V$_5$ 相似。

CM_6 导联：正极在左侧腋中线上，与 CM_5 导联的正极同水平，负极在胸骨柄右侧，用 II 导联示波，心电图波形与 V_6 相似。

CM_5、CM_6 导联 P 波明显，有助于判断窦性心律，也是监测左心室壁心肌缺血的最好导联。

五、心电监测注意事项

1. 检查监测仪功能及导线连接是否正常。

2. 清洁患者皮肤，保证电极与皮肤表面接触良好。

3. 必要时电极片避开心脏除颤的位置。

4. 根据患者情况设置合理报警范围，如小儿、老年、运动员的心率报警范围设置不一样。小儿报警设置高于成人。原则上是基础值或正常值上下浮动 10% ～ 20%。如成人心率正常值是 60 ～ 100 次 / 分，可设置报警上线为 120 次 / 分，下线是 50 次 / 分。也可根据患者临床情况设置合理范围。表 2-1 为儿童心率正常值参考范围。

表 2-1　儿童心率正常值参考范围

年龄	心率（次 / 分）
婴儿	110 ～ 140
1 ～ 3 岁	90 ～ 130
4 ～ 6 岁	80 ～ 120
7 ～ 10 岁	70 ～ 110
10 岁以上	60 ～ 100

5. 监测中使用电器、肌肉震颤、电极片松动（出汗、遇水）、未接地线等都会影响心电示波。

第二节 无创血压监测

血压监测是麻醉期间最基本的监测手段，可分为：无创血压监测（间接血压监测），通常用充气袖带完成，无创伤；有创血压监测（直接血压监测），需行动脉穿刺置管，有一定创伤。

一、无创伤血压测量的方法

1. 听诊器袖带充气法 是经典的测压方法，麻醉医生使用水银血压计和听诊器，用柯氏音法测量血压。现多以无创血压监测仪测压法取代。

2. 无创血压监测仪（电子血压计）测压法 是自动的无创测压法，已是目前临床麻醉中普遍应用的血压监测方法（图 2-5）。电子血压计可自动间断测压，也可自动连续测压。

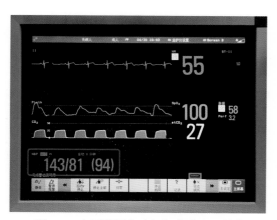

图 2-5   血压监测仪（红框内为血压值）

二、使用无创血压监测仪的步骤

1. 准备大小合适的袖带 理想袖带的气囊长度是臂围的 80%，宽度是臂围的 40%。成人使用（13 ～ 15）cm×

（30～35）cm 的袖带，臂围大或肥胖者应准备大规格袖带。
儿童应使用相应大小的袖带，其袖带的宽度应覆盖上臂长度
的 2/3，婴儿使用 2.5 cm 的袖带。图 2-6 示各种型号的袖带。

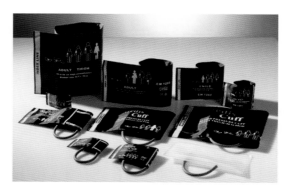

图 2-6　各种型号的袖带

2. 袖带缠于上臂，将袖带中的气囊中部覆盖于肱动脉
上，袖带下缘在肘横纹上 2 cm（图 2-7）。袖带的松紧以仅能
插入一指为宜（图 2-8）。

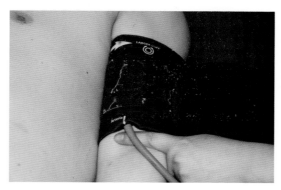

图 2-7　袖带下缘在肘横纹上 2 cm

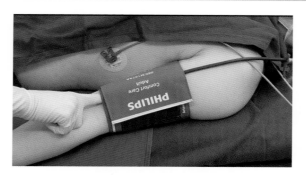

图 2-8　袖带的松紧以仅能插入一指为宜

3. 袖带置于心脏水平。

4. 开启无创自动血压监测仪，设定自动间断测压的间隔时间及报警限。通常仪器根据收缩压的正常值有固定的报警设置，如上限为 160（mmHg），下限为 90（mmHg）。当测量结果超出报警限时，仪器会自动报警。也可根据患者基础血压数值设置报警限，一般按基础值 ±20% 设置上、下限（图 2-9）。

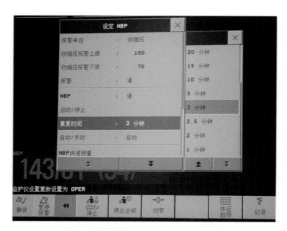

图 2-9　无创血压监测仪间隔时间、报警限、血压读数

5. 启动自动测压，每次充气测量之后读数显示于监测仪屏幕上。

三、影响测量结果的因素

1. 袖带的尺寸 过宽测得的数值偏低，过窄得出的结果偏高。

2. 袖带位置与心脏的关系 袖带位置应与心脏在同一水平。袖带位置低于心脏时，测出的数值偏高；袖带位置高于心脏时，测出的数值偏低。如患者取右侧卧位时，袖带在右臂时，数值偏高；袖带在左臂时，数值偏低。袖带位置与心脏位置高度每相差 10 cm，测得的血压数值约差 8 mmHg。

3. 袖带的位置和松紧 袖带的下缘距离肘横纹 2 cm，过高或过低都会影响血压测量结果。袖带缠绕过紧或过松，会造成数值偏差。

4. 四肢血压 下肢血压比上肢血压约高 20 ～ 40 mmHg。

5. 其他 在袖带充气测量血压的过程中，如果外科医生挤压或震动袖带，会得出错误的数值，通常测得的舒张压过高。如果遇舒张压的数值不合理升高，要保证袖带在不受干扰的情况下复测。

四、注意事项

1. 某些情况下应测量双侧上肢或下肢血压 如多发性大动脉炎时应对照双侧上肢血压，监测数值高的肢体的血压；主动脉缩窄的患者，应同时测下肢血压。

2. 如果频繁测压、测压时间过长或测压间隔太短，有可能发生上肢疼痛、皮肤瘀点和瘀斑、水肿、静脉淤血、血栓性静脉炎、外周神经病变等并发症。因此，重复测压间隔时间应大于 2 min。

3. 对有外周神经病变、动静脉功能不全、动－静脉瘘、乳腺癌根治术后的患者，应尽量避免使用患侧测压。

4. 当患者血压过高或过低（如休克状态）时，与有创血压监测相比，得出的数据有偏差，可出现低估高血压和高估低血压的情况。

第三节 脉搏血氧饱和度监测

一、脉搏血氧饱和度监测的意义

1. 连续监测脉搏血氧饱和度（SpO_2），观察机体氧合情况，及早发现和处理低氧血症，提高麻醉手术期患者的安全性，避免意外死亡。

2. 连续动态监护血氧变化，减少缺氧患者反复抽取动脉血做血气分析。

二、脉搏血氧饱和度的正常值

SpO_2 正常值：95% ～ 100%。SpO_2 < 95% 提示氧供不足。SpO_2 < 90% 提示低氧血症。

三、脉搏血氧饱和度的监测方法

使用脉搏血氧饱和度监测仪（图 2-10），可获得 SpO_2 数值，同时显示脉搏数值。血氧探头分成人型、儿童型等，有指夹式、皮贴式、缠绕式等（图 2-11）。将血氧探头的光点固定于甲床、耳垂或额头皮肤。临床上多用指夹式。

四、麻醉期间脉搏血氧饱和度监测的应用举例

1. 观察麻醉手术中患者的 SpO_2 变化，调整吸氧浓度及氧流量 尤其对于非气管内插管的麻醉患者，当观察到 SpO_2 下降时，排除了气道阻塞和呼吸严重抑制，可加大吸入氧浓度或氧流量来提升血氧饱和度。

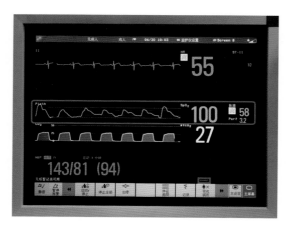

图 2-10　脉搏血氧饱和度监测仪（红框内示脉搏血氧饱和度）

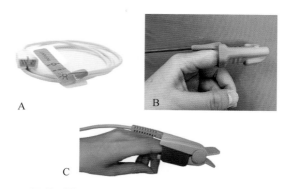

图 2-11　不同类型的血氧探头（A. 缠绕式；B. 指套式；C. 指夹式）

2. 防止全身麻醉诱导气管插管时低氧血症　尤其在遭遇意外困难气道致插管困难时，应密切关注 SpO_2 的变化。当 SpO_2 出现明显下降趋势时，及时停止插管操作，积极通气给氧，可避免严重缺氧，甚至心搏停止的危险。

3. 困难插管时，如果气管插管插入气管，几个给氧呼吸后 SpO_2 会迅速回升；如果气管插管插入食管，几个给氧呼

吸后 SpO_2 仍会继续下降。

4. 双腔气管插管下，指导单肺通气时低氧血症的预防及处理　单肺通气时，可能出现低氧血症，尤其是术前肺功能差的患者。通过连续监测 SpO_2 可判断处理措施的效果，如塌陷肺持续吹氧、通气肺呼气末正压通气（PEEP）等。

5. 指导高龄、肺功能差的患者全身麻醉术毕吸痰时间及拔管时机，避免出现缺氧。

6. 观察 SpO_2 的波形，间接反映循环血量，为补液提供参考。如果 SpO_2 的波形随呼吸周期而明显波动，提示血容量明显不足。

7. 当心电图受到干扰时，心率数值可出现错误，此时同时观察 SpO_2 的波形和脉搏数值，可以鉴别真伪（图 2-12）。

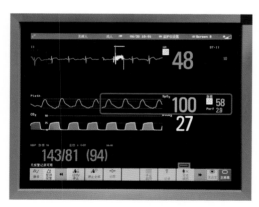

图 2-12　心电图出现伪差时，SpO_2 的波形和脉搏数值（红框内所示）

8. 快速反映麻醉手术中小儿患者的呼吸、循环变化，特别利于监测早产儿、新生儿的低氧血症和脉率变化。及时处理，可提高小儿麻醉的安全性。

五、脉搏血氧饱和度监测的局限性

1. SpO_2 的监测数值有迟滞现象，即血氧发生变化后约

40 s，SpO_2 才出现变化。

2. 当末梢循环不良，外周脉搏减弱（如休克、动脉闭塞、心肺转流、雷诺病等）时，会使测量数值不准或无法测量。

3. 静脉内注射染料（如亚甲蓝），可使 SpO_2 假性下降，影响其正确性。即 SpO_2 显示快速显著下降，而 SaO_2 并没有下降。SpO_2 低于实际值。

4. 当血液中高铁血红蛋白（MetHb）或碳氧血红蛋白（COHb）的浓度明显升高时，SpO_2 的数值会出现错误，高于实际值。

六、脉搏血氧饱和度监测的注意事项

1. 若将探头置于袖带测量血压的同侧手臂，在测量血压的过程中，SpO_2 将无法得数，会导致报警。

2. 在监测过程中，如果探头移位，会影响信号的提取，得到不正确的数据，往往数值偏低；或使测量无法进行，而不能得到数据。

3. 涂指甲油（特别是绿、黑、蓝色指甲油）、表皮增厚、灰指甲等，会致血氧饱和度测量不准确，低于实际值。

4. 探头安置不到位，没有正确固定安放在甲床（如指甲过长）或耳垂上，会造成测量数值偏差。

5. 遇 SpO_2 数值过低，与临床不符时，应注意同时观察波形。如果波形失去了规整的形态和节律，应排除测量部位活动、探头移位、肢体受压等。不能只看数值，要结合波形。

第四节　呼吸功能监测

围术期监测呼吸功能极为重要，一方面维持和调控麻醉手术情况下患者呼吸功能正常，另一方面利于提高麻醉质量，保障患者安全，预防麻醉意外。

一、基本监测

基本监测是麻醉医生用眼或简单仪器就能完成的。包括呼吸频率、呼吸运动幅度、呼吸道是否通畅、口唇及皮肤的颜色有无发绀、呼吸音听诊等。

对于非气管插管的患者，无论实施何种麻醉，如椎管内麻醉、静脉或吸入全身麻醉、神经阻滞或局部麻醉复合镇静镇痛等，均需进行呼吸功能的基本监测。因为几乎所有的镇静剂、镇痛药、全麻药对呼吸都有抑制作用。椎管内麻醉平面过高亦会抑制呼吸肌的功能，加之常复合应用镇静镇痛剂，会加重对呼吸的抑制。

二、呼吸机基本参数监测

通常行气管插管（或置入喉罩）的全身麻醉，多需麻醉机控制呼吸（或辅助呼吸）。现代麻醉机上都带有各种呼吸参数监测（图 2-13），常规监测的参数包括：

1. 呼出潮气量 应接近设定值，过低提示呼吸回路漏气、氧流量过低、气道压高限设定值低于实际气道压等。

2. 气道压 过低提示呼吸回路漏气，少数情况是因为肺及胸廓顺应性好；过高提示气道阻塞（浓痰、支气管痉挛

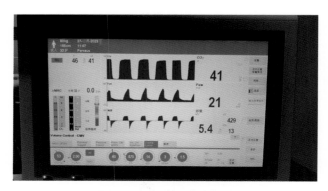

图 2-13 麻醉机呼吸监测

等）、回路管道打折、氧流量过高等。

3. 分钟通气量 设定好报警范围，出现异常会发出警报。过低时要检查回路、氧流量、潮气量、气道压等。

4. 呼吸频率 控制呼吸时，呼吸频率已设定为固定频率。若显示频率变快往往提示肌松剂作用减退，患者自主呼吸恢复。

5. 其他 有的麻醉机还带有肺顺应性监测。

三、脉搏氧饱和度（SpO_2）监测

见相关章节。

四、血气监测

动脉血气测定除了可了解患者术中肺功能情况，也可了解其酸碱平衡状态。根据血气分析结果调整呼吸机的各项参数、吸入氧浓度或呼吸模式。

1. 动脉氧分压（PaO_2） 提示机体氧合状态，低于 60 mmHg 为严重低氧血症。

2. 动脉二氧化碳分压（$PaCO_2$） 提示通气状态，依此可调节控制呼吸下的通气量。应维持 $PaCO_2$ 在 35 ～ 45 mmHg 之间。$PaCO_2 > 45$ mmHg 为通气不足，可引起呼吸性酸中毒；$PaCO_2 < 35$ mmHg 为通气过度，可引起呼吸性碱中毒。

五、呼气末二氧化碳分压监测

呼气末二氧化碳分压（$PetCO_2$）监测不仅可以反映患者的通气状态，还可以反映循环和代谢状态，是麻醉期间重要的监测方法（图 2-14）。

1. 监测方法 使用呼气末二氧化碳分压（$PetCO_2$）监测仪，或带有此监测功能的多功能监护系统。将采样管与患者呼气接触，根据采取气体样本的方法不同，监测仪可分为主流型（mainstream）和旁流型（sidestream）两种。

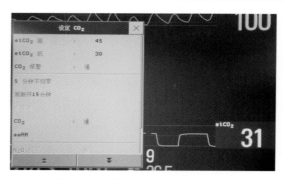

图 2-14　呼气末二氧化碳分压监测

（1）旁流型监测仪是以负压泵连续从呼吸环路中抽气样，并送入红外线测量室以测定 PetCO$_2$，其灵敏度高，反应较快，临床应用方便，易于管理。但因取样管较长，取样速度不同，可造成读数的误差。可用于镇痛、镇静、非气管插管全身麻醉患者的呼吸监测。这些患者可能存在呼吸抑制、通气不足，但在吸入高浓度氧时，SpO$_2$ 可维持正常，若 PetCO$_2$ 升高可提示患者已出现通气不足。

（2）主流型监测仪的红外线传感器在气管插管与呼吸器之间，因此无需取样系统，其优点为反应快，数据较准确，不存在因取样过程引起的误差。但因传感器较重，有引起管道折弯的危险，或因传感器不清洁而造成误差。可用于气管插管（或喉罩）患者密闭呼吸回路下的监测。

2. 呼气末二氧化碳分压监测的临床应用

（1）监测患者的通气状态：PetCO$_2$ 可反映肺泡二氧化碳分压（P$_A$CO$_2$），而后者与动脉二氧化碳分压（PaCO$_2$）近似。所以，临床上可以通过 PetCO$_2$ 监测患者的通气功能。正常时 PetCO$_2$ 比 PaCO$_2$ 低 2 ～ 5 mmHg。全身麻醉下机械通气时可调整通气量，将 PetCO$_2$ 维持在 33 ～ 43 mmHg，以避免通气不足或过度通气。

（2）判断气管插管的位置：困难气道时，若导管进入气管，则 $PetCO_2$ 出现呼吸波形和数值；若导管插入食管则无 $PetCO_2$ 波形和数值。

（3）自主呼吸恢复：肌松剂作用减退时，自主呼吸恢复，$PetCO_2$ 曲线的波形中断、不规律，控制呼吸产生的 $PetCO_2$ 曲线中含有自主呼吸的 CO_2 波形。

（4）判断呼吸回路问题：回路断开、打死折，$PetCO_2$ 波形和数值消失。

（5）提示循环变化：严重低血压、肺栓塞、心搏骤停、低心排血量时，$PetCO_2$ 波形低平、数值极低。

（6）评估复苏效果：心肺复苏时 $PetCO_2$ 曲线可反映心脏按压的效果，可判断心、肺循环是否恢复。

（7）提示支气管痉挛：支气管痉挛或慢性阻塞性肺疾病患者 $PetCO_2$ 波形的上升支和水平支融合为上升斜坡型。

（8）钠石灰的效能：钠石灰失效时，波形图中吸气相 CO_2 数值高于零，表明有二氧化碳的重吸收，应及时更换钠石灰。

3. 呼气末二氧化碳分压监测的注意事项

（1）因为 $PetCO_2$ 不只是反映呼吸功能，还反映循环及代谢状况，所以要结合气道压、血压、心率、体温、氧饱和度等综合判断。

（2）采样管堵塞、呼吸频率过快（如小儿）等可影响 $PetCO_2$ 测定的准确性，使数值偏低。

（3）对存在严重心肺疾病、通气／血流比值失衡的患者，$PetCO_2$ 不能正确反映 $PaCO_2$，不能作为通气功能的评估指标，应同时监测 $PaCO_2$。

（4）旁流型 $PaCO_2$ 监测时，若采样的气流速度超过患者呼出气的速度，则可能发生测量误差。

第五节 体温监测

体温是基本生命体征之一。机体通过各种调节机制将体温维持在 37℃ 左右，通常波动在 37℃ 上下 0.2 ~ 0.4℃ 之间。围手术期，体温可因麻醉实施、药物应用、手术操作及室温变化的影响而发生改变。

一、体温监测的意义

1. 监测患者体温变化，及时实施保温或降温措施，维持体温稳定，避免体温过高或过低所造成的危害。

2. 指导实施低温麻醉和心肺转流，监测及控制降温和升温过程。

3. 协助诊断疾病、判断病情和观察疗效。

4. 体温监测可及时发现恶性高热的发生。恶性高热虽然很少见，但一旦发生则非常危险。

二、体温监测的方法

1. 玻璃温度计　经典传统的测温方法，因使用不便，不适于麻醉管理。

2. 电子体温监测仪　多采用热敏电阻测温法（图 2-15），将随温度变化的电阻转化为电压变量，测温电路连接显示仪，将数值显示于屏幕上，可以连续测量，有警报设置（图 2-16），

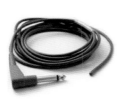
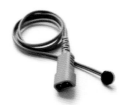

体腔探头　　　　　　　　　　体表探头

图 2-15　体温监测探头

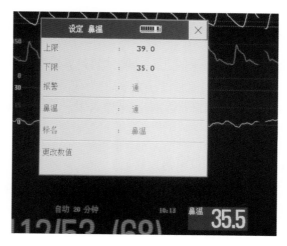

图 2-16　警报设置

是麻醉中常用的监测方法。

三、体温监测的部位及注意事项

人体不同部位的温度不同，体表温度低于中心（核心）温度。麻醉管理中应采用中心温度，即心脏和脑部的温度。

1.食管　接近于中心温度，能迅速反映心脏温度。温度探头位置应在心脏后面、食管远端，即食管下 1/3。成人放在甲状软骨下 15 ～ 20 cm 处，小儿放置在甲状软骨下（10 ＋ 2× 年龄 /3）cm 处。在心肺转流术等温度变化剧烈的情况下，食管是理想的体温测量部位。

注意：①若探头位置较浅，位于食管上部，可受气道气流温度的影响；②开胸手术暴露食管，温度可能受室温的影响；③食管静脉曲张、食管溃疡、食管损伤的患者禁用；④清醒患者会有明显不适感，宜用于全身麻醉。

2.直肠　是传统测量体温的部位，接近中心体温，但其变化迟于中心温度的变化，即反映体温变化较慢。探头应置于直肠深部，成人插入 6 ～ 10 cm，小儿插入 2 ～ 3 cm。清醒患者亦可耐受，可广泛用于临床。

注意：①直肠温度可受粪便的影响，需要一定的时间才能达到热平衡，所以存在测温延迟的现象；②当体温变化迅速时，直肠温度反应慢，尤其在心肺转流降温和复温时，存在滞后现象，应予重视，避免过度降温或升温。

3. 鼻咽 鼻咽温度可间接反映脑部温度，能迅速反映体温的变化。将温度探头放在软腭后侧的鼻咽部，一般置入长度为同侧鼻翼至耳垂的距离，是临床常用的测温部位（图2-17）。

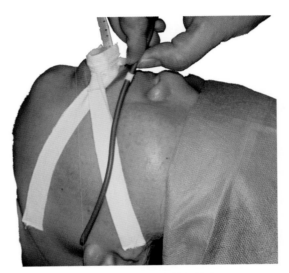

图 2-17 鼻温探头置入长度

注意：①自主呼吸时，测温可受呼吸气流温度的影响；②可能会损伤鼻黏膜，导致鼻出血，故操作应轻柔；③有出血倾向及鼻出血的患者慎用；④全身麻醉气管插管下，若探头放置过深至咽喉部，测温可受气流温度的影响。

4. 腋窝　腋温接近中心温度，比直肠温度低0.5℃。腋窝测温方便、无不适，较稳定，是体温监测的常用部位。

注意：①腋窝测温时，应将探头固定于腋窝顶部，防止移动；②上臂应紧贴胸壁，如手术体位不能保证此体位时，则放弃腋温监测。

5. 肺动脉　通过肺动脉导管测量，是中心温度最准确的测量方法。为有创监测，多因需监测血流动力学指标放置漂浮导管而获得。受置管技术、耗材价格及仪器设备的限制，不能成为临床广泛应用的方法。

6. 膀胱　插入带有测温探头的导尿管获得体温数值，能准确反映中心温度，可取代直肠温度。

注意：①测温受尿量的影响，当尿量生成减少时，温度反应较慢；②盆腔或腹腔手术暴露膀胱时，会影响测温，使测温准确度下降。

7. 鼓膜　鼓膜温度反映脑部温度，与中心温度相关性好。因外耳道弯曲，探头置入要求技术熟练。探头位置应正确。红外线技术使鼓膜测温不需要接触鼓膜，目前在临床上引起重视。

注意：①探头位置安放不当将影响测定结果；②耳垢及耵聍会使测温不准确；③有引起外耳道出血或鼓膜穿孔的危险。

8. 皮肤　皮肤温度与中心温度相关性小，比中心温度低2～4℃，易受部位、皮下血流、环境温度及局部传热的影响。皮肤温度可反映末梢循环的状态，各部位的温度差异较大，不作为常规测温方法。

自测题

选择题

1. 无创血压袖带的宽度应是

   A. 臂围的 80%　　　　B. 30 ～ 35 cm

   C. 臂长的 2/3　　　　D. 臂长的 1/2

2. 下列做法正确的是

   A. 无创血压袖带应卷扎包裹肘关节

   B. 袖带的位置应与心脏同水平

   C. 袖带应紧紧卷扎，不留间隙，以免测量不准

   D. 儿童也可以使用成人袖带

3. 关于脉搏血氧饱和度监测，下列哪项是正确的

   A. 正常的脉搏血氧饱和度应大于95%

   B. 机械通气时可通过脉搏血氧饱和度的变化调节通气量的大小

   C. 脉搏血氧饱和度可以代替动脉血气

   D. 当脉搏血氧饱和度小于60%时提示患者缺氧

4. 影响脉搏血氧饱和度准确性的因素是（多选题）

   A. 患者的体位

   B. 测量肢体动脉闭塞

   C. 静脉注射亚甲蓝

   D. 静脉注射利多卡因

5. 呼气末二氧化碳分压显著低于正常值的原因是（多选题）

   A. 通气不足

   B. 肺栓塞

   C. 过敏性休克

   D. 体温升高

6. 麻醉管理中采用什么部位的温度监测最好

　　A. 皮肤温度　　　　　　　B. 腋窝温度

　　C. 直肠温度　　　　　　　D. 食管温度

7. 采用食管温度监测体温时，应将测温探头置于

　　A. 咽喉部　　　　　　　　B. 食管上段

　　C. 食管下段　　　　　　　D. 插入口腔 12 cm

8. 呼气末二氧化碳分压突然下降至零，失去波形，可能的原因是（多选题）

　　A. 麻醉药物剂量过大

　　B. 呼吸回路断开

　　C. 氧流量过低

　　D. 麻醉机故障，停止工作

9. 围术期心电监测可以了解下列哪些情况（多选题）

　　A. 提示患者是否出现心肌缺血

　　B. 提示麻醉深度

　　C. 患者是否处于缺氧状态

　　D. 起搏器的工作状态

10. 关于术中监测 ECG，以下说法**错误**的是

　　A. 麻醉开始前应连接好 ECG 导联

　　B. 综合 II 导联是麻醉中常用的导联

　　C. CM_5 导联利于监测左心室壁心肌缺血

　　D. 可以反映循环血量是否不足

参考答案

选择题

　　1. C　　　2. B　　　3. A　　　4. BC　　　5. BC

　　6. D　　　7. C　　　8. BD　　　9. ABD　　10. D

3 全身麻醉气管内插管

安海燕

视频 3　气管插管

一、适应证和禁忌证

1. 适应证

- 心搏骤停时维持人工通气。
- 呼吸衰竭时进行机械通气治疗。
- 全身麻醉时维持人工通气。

2. 禁忌证

- 喉水肿。
- 急性喉炎。
- 喉头黏膜下血肿。
- 插管创伤引起的严重出血。

心搏骤停急救插管时，不存在禁忌证。

二、物品及设备准备

1. 器材及用物　检查手套、简易呼吸器、麻醉机、麻醉面罩、喉镜［本章仅介绍普通直视喉镜（图 3-1）和可视喉镜（图 3-2）］、气管导管、管芯、水溶性润滑剂、牙垫、注射器、胶布、听诊器等。

2. 气管导管的准备　选择相应规格的气管导管（成人常用 7.0 ～ 8.0 号），男性患者多选用 7.5 ～ 8 号气管导管，女

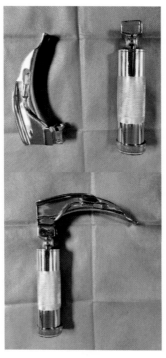

图 3-1　普通直视喉镜

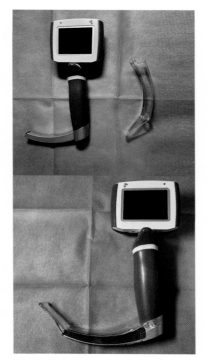

图 3-2　可视喉镜

性患者多选用 7.0 ～ 7.5 号气管导管，并备用比选用导管直径大及小 0.5 的导管各一根。检查导管套囊是否有破损。将导丝放入导管内并塑形，注意导丝前端不能超过导管斜面，导丝末端反折固定，防止脱落。必要时用水溶性润滑剂润滑气管导管套囊表面以及气管导管的前端。

3. 准备两条胶布（约 20 cm 长），检查听诊器并挂于胸前备用，同时准备好牙垫。

4. 检查喉镜　如果使用普通直视喉镜，要将叶片与喉镜手柄连接，确认连接稳定，并检查光源亮度。如果使用可视喉镜，要检查电量是否充足，液晶屏是否显示清晰。

三、操作方法

1. 体位　患者枕部垫一薄枕，麻醉者站于患者头侧，患者的头位相当于麻醉者剑突水平，面罩吸入 100% 纯氧。

2. 加压给氧　一般采用快速诱导麻醉插管法。患者入睡后，采用仰头提颏法，开放气道。麻醉者使用麻醉机呼吸囊借助面罩从辅助通气逐渐转变为控制通气，吸 100% 氧气 2 ~ 3 min，呼吸频率 16 ~ 20 次 / 分，正压控制通气的压力应限制在 20 cmH$_2$O 内，尽量减少胃部进气。

3. 暴露声门　①普通直视喉镜：患者肌肉松弛度满意后，麻醉者用右手拇指、示指分开患者口唇，左手紧握喉镜手柄，将叶片从患者右侧口角送入，然后右手保持患者头部后仰，叶片向左推开舌体，以避免舌体阻挡视线，切勿把嘴唇压在喉镜叶片与牙齿之间，以免造成损伤。之后，缓慢地把叶片沿中线向前推进，暴露患者会厌，叶片前端放置在会厌谷处（会厌和舌根连接处），向前上方 45° 用力挑起会厌，暴露声门。②可视喉镜：可视喉镜暴露声门的操作方法基本同普通直视喉镜，左手持可视喉镜插入患者口腔内，使喉镜片沿正常的口腔和咽部弯曲在舌体表面缓慢向下滑动进入咽部，液晶屏上依次可见舌根、悬雍垂（图 3-3）、会厌（图 3-4）、叶片前端放置在会厌谷处，并轻轻上提可视喉镜，以在液晶屏上显露声门（图 3-5）。

4. 插入气管导管　麻醉者用右手从患者右口角将气管导管沿着叶片插入口腔，并对准声门送入气管内，见套囊进入气管后，请助手帮助将导丝拔出，拔出时注意固定导管，术者继续将导管向前送入至套囊后第一条黑线过声门，导管尖端距门齿 22±2 cm。

5. 放置牙垫　气管导管插入气管后，立即放置牙垫，然后退出喉镜。牙垫侧翼应放于牙齿与嘴唇之间，防止掉入口腔。

6. 套囊充气 给气管导管套囊充气，触摸注气端指示套囊弹性似鼻尖后，立即连接麻醉机。

7. 确认导管位置 导管插入后，应立即确定导管在气管内。具体方法为：在通气时观察双侧胸廓起伏对称，呼气末二氧化碳分压（$PetCO_2$）有波形。听诊器听诊胸部（图

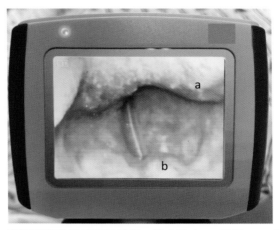

图 3-3 可视喉镜液晶屏可见舌根、悬雍垂（a，舌根；b，悬雍垂）

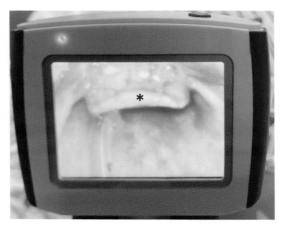

图 3-4 可视喉镜液晶屏可见会厌（*，会厌）

3-6），双肺呼吸音对称，听诊上腹部（图 3-6），无气过水声，为气管导管位置正确。亦可用胸部 X 线或纤维支气管镜（纤支镜）检查，明确导管位置是否在气管内。

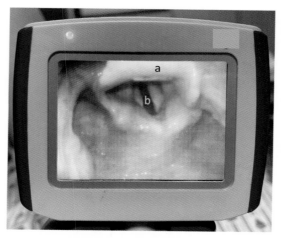

图 3-5　可视喉镜液晶屏可见会厌和声门（a，会厌；b，声门）

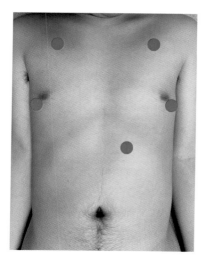

图 3-6　胸部和上腹部听诊位点

8. 固定导管 用胶布将牙垫与气管导管固定于面颊，胶布长短以不超过下颌角为宜，粘贴要牢靠，不可粘住嘴唇。然后头部复位，动作要轻柔。

 成功小贴士

1. 显露声门是气管内插管的关键，必须根据解剖标志循序推进喉镜叶片，防止进入过深或过浅。

2. 操作过程中如声门暴露不满意，可请助手从颈部向后轻压喉结，或向某一侧轻推，以取得最佳视野。可视喉镜声门暴露不清晰时，还可以请其他人上提下颌以获得最佳图像。

3. 应用喉镜的着力点应放在喉镜叶片的顶端，不应放在上门齿，并采用上提喉镜的手法，避免使用暴力。

4. 气管导管插入声门必须轻柔，避免使用暴力，如遇阻挡，可能为声门下狭窄或导管过粗，应更换较细的导管，切忌勉强硬插管。

四、注意事项和常见并发症

（一）注意事项

1. 握持喉镜柄时，严禁以上门齿作支点，利用撬的手法，容易碰落门齿。

2. 注意气管导管不可送入过深，以防止进入单侧主支气管造成单侧通气。

3. 如果气管导管误入食管，应快速使用注射器抽空套囊中气体，拔出气管导管，重新面罩加压给氧，维持氧合，再重复上述步骤。

4. 可视喉镜插管注意事项 声门图像尽量置于液晶屏中间。插管者应先目视导管套囊安全进入口腔，然后再通过视频引导插入声门（图 3-7）。

5.注意保护唇舌，避免挤压伤。

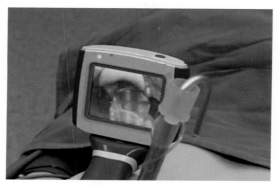

图 3-7　可视喉镜液晶屏可见气管导管插入声门

（二）常见并发症

气管内插管常见的并发症为唇舌挤压伤、牙齿碰落、后咽壁损伤、声带撕裂、气管黏膜损伤、心血管系统应激反应等。

自测题

选择题

1.下列哪项是择期全身麻醉行气管插管的绝对禁忌证

  A.气管内肿物　　　　B.颅内高压

  C.支气管炎　　　　　D.急性喉水肿

2.气管插管暴露声门时，成人用弯形喉镜叶片前端放置的最佳位置是

  A.舌体　　　　　　　B.会厌谷

  C.声门上　　　　　　D.会厌

3.成人气管内插管导管尖端距门齿的最佳距离是

A. 22±2 cm   B. 24±2 cm

C. 20±2 cm   D. 22±4 cm

4. 气管导管插入气管后，下列套囊注气法正确的是

 A. 给气管导管套囊充气 8 ml

 B. 给气管导管套囊充气 2 ml

 C. 给气管导管套囊充气，触摸注气端套囊弹性似鼻尖

 D. 给气管导管套囊充气，触摸注气端套囊弹性似额头

5. 下列确认气管导管位置的描述，**不正确**的是

 A. 通气时观察双侧胸廓起伏对称

 B. 听诊器听诊双肺尖，双肺呼吸音对称

 C. 纤支镜检查，显示气管导管位置正确

 D. 听诊器听诊颈前部，无漏气，为气管导管的位置正确

6. 下列描述提示气管导管误入食管的是

 A. 听诊两肺呼吸音对称

 B. 挤压呼吸囊时腹部隆起

 C. 挤压呼吸囊时胸廓起伏对称

 D. 听诊可闻及一侧呼吸音清晰

7. 气管导管误入食管后的正确处理是

 A. 直接拔除气管导管，重新进行气管插管

 B. 先进行胃肠减压，再拔除气管导管

 C. 无须拔除食管内气管导管，即可进行再次插管

 D. 抽空套囊中气体，拔出气管导管，重新面罩加压给
  氧，维持氧合，再次行气管插管

8. 气管导管插入声门时遇有阻力，下列处理**不正确**的是
（多选题）

 A. 更换小一号气管导管

 B. 更加用力插入气管导管

 C. 轻轻旋转导管，插入声门

 D. 更换大一号气管导管

9. 下列哪项是气管内插管的适应证（多选题）

A. 心搏、呼吸骤停时维持人工通气

B. 呼吸衰竭时进行机械通气治疗

C. 全身麻醉时维持人工通气

D. 哮喘急性发作的患者

10. 下列哪项是气管内插管的并发症（多选题）

A. 唇舌挤压伤　　　　B. 牙齿碰落

C. 后咽壁损伤　　　　D. 声带撕裂

参考答案

选择题

1. D　　2. B　　3. A　　　4. C　　5. D　　6. B

7. D　　8. BD　　9. ABC　　10. ABCD

4 椎管内麻醉

张红

视频 4　椎管内麻醉

一、椎管内麻醉解剖基础

脊柱由椎骨借韧带、关节及椎间盘连接而成。其中颈椎（C）7节，胸椎（T）12节，腰椎（L）5节，骶骨由5节骶椎（S）融合而成，另外还有1节残留的尾骨。脊柱为人体提供整体的结构支撑，保护脊髓和神经，并能够在多个空间平面进行一定幅度的运动。脊柱有4个生理弯曲：向前的颈曲和腰曲及向后的胸曲和骶曲（图4-1）。

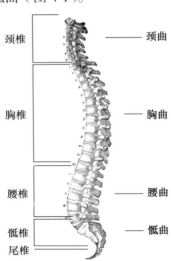

颈椎	—— 颈曲
胸椎	—— 胸曲
腰椎	—— 腰曲
骶椎 尾椎	—— 骶曲

图 4-1　脊柱侧面观

典型的椎骨由椎体及椎弓（椎弓根及椎板）两部分组成，它们之间围成椎孔，所有脊椎的椎孔由颈至骶连接在一起形成椎管，其内容纳着脊髓。

成人的脊髓由枕骨大孔向下延伸至 L1、L2 之间，新生儿则终止于 L3 或 L4，并随年龄的增长而上移。脊髓由内到外被三层被膜包绕：软脊膜、蛛网膜和硬脊膜。软脊膜与脊髓紧密相贴，它和蛛网膜之间的腔隙称为蛛网膜下腔，内有脑脊液，其上与脑蛛网膜下腔相通，下至 S2 水平。蛛网膜与厚而坚韧的硬脊膜紧密相贴，两者之间的潜在腔隙为硬膜下腔，硬脊膜与椎管内壁（即黄韧带和骨膜）之间的腔隙为硬膜外腔，与颅腔不通，向下止于骶管裂孔。硬膜外腔内有脂肪、结缔组织、血管和淋巴管。

椎体和椎间盘在脊髓腹侧，通过前纵韧带和后纵韧带连接和支撑，起承重作用；后外侧的椎弓则通过椎板的上下关节突形成的小关节以及韧带相连，各脊椎椎弓根上下缘均有切迹，相邻切迹围成椎间孔，供脊神经通过。椎板除关节突外还有 2 个横突及 1 个棘突，上下两棘突间由内向外通过黄韧带、棘间韧带和棘上韧带维持其稳定性。硬膜外正中穿刺入路时，穿刺针将依次通过皮肤、皮下组织、棘上韧带、棘间韧带和黄韧带（图 4-2）。

二、椎管内麻醉的麻醉前准备

1. 患者准备　常规监测心电图、脉搏氧饱和度、血压；开放外周静脉。

2. 麻醉物品的准备　椎管内穿刺包、给氧装置、人工通气器械（如麻醉机或简易呼吸器）及气管插管用具等应随手可及。

3. 麻醉药品的准备　计划的局麻药；常规抽取阿托品、麻黄碱、咪达唑仑备用。

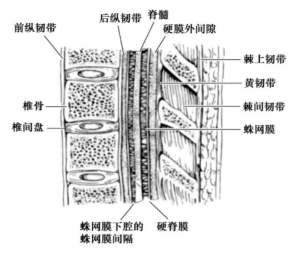

前纵韧带　　后纵韧带　脊髓　硬膜外间隙　棘上韧带　黄韧带　棘间韧带　蛛网膜　椎骨　椎间盘　蛛网膜下腔的蛛网膜间隔　硬脊膜

图 4-2　腰椎矢状面

三、椎管内麻醉的穿刺体位

患者可取侧卧位、俯卧位或坐位三种不同体位。侧卧位最为常用：患者侧卧位，两手抱膝，大腿贴近腹部，头尽量向胸部屈曲，使腰背部弓成弧形，棘突间隙张开便于穿刺。背部与床面垂直，与手术床边沿平齐（图 4-3）。

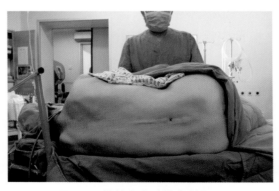

图 4-3　椎管内麻醉的穿刺体位

四、椎管内麻醉穿刺点的定位

1.体表解剖标志 颈部明显突出的棘突为 C7 棘突，两侧肩胛冈连线交于 T3 棘突，两侧肩胛下角连线交于 T7 棘突，两侧髂嵴最高点交于 L4 棘突或 L3 ～ 4 棘突间隙（图4-4）。

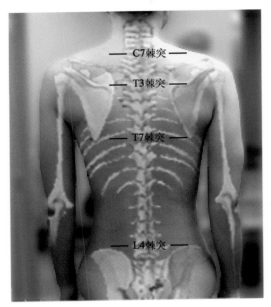

图 4-4　背部体表解剖标志

2.躯干部脊神经节段体表分布的解剖标志 胸骨角为 T2，两侧乳头连线水平为 T4，剑突下水平为 T6，肋缘水平为 T8，平脐水平为 T10，耻骨联合为 T12，大腿前面为 L1 ～ L3，小腿前面和足背为 L4 ～ L5，大腿和小腿后面及肛门会阴区为 S1 ～ S3（图 4-5）。

3.硬膜外麻醉穿刺点的选择 一般取与支配手术切口中点或手术操作范围中央的脊神经相应的棘突间隙为穿刺点。

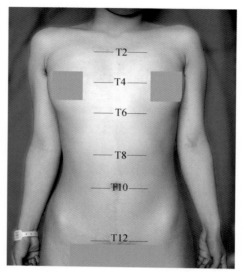

图 4-5　躯干部脊神经节段体表分布的解剖标志

4. 蛛网膜下腔麻醉（也称"腰麻"）穿刺点的选择　成人可选择 L2～3 及以下任一棘突间隙，此处蛛网膜下腔较宽，且脊髓也于此形成终丝。小儿则必须在 L3～4 及以下腰椎间隙穿刺（图 4-6）。

五、椎管内麻醉操作方法

1. 硬膜外阻滞操作技术

（1）操作盘放于操作者右侧，打开硬膜外穿刺包，操作者戴无粉无菌手套。检查相关器械，包括：17 G 硬膜外穿刺针、硬膜外导管、无阻力注射器、普通注射器等，1% 利多卡因备用。消毒皮肤，范围为穿刺点上下不少于 15 cm，两侧至腋后线。消毒后铺孔巾或无菌单。

（2）正中入路：穿刺点用 1% 利多卡因作皮内、皮下和棘间韧带逐层浸润。用左手示、中指固定穿刺点皮肤，右手持针，将 17 G 穿刺针在棘突间隙中点穿刺，与患者背部垂

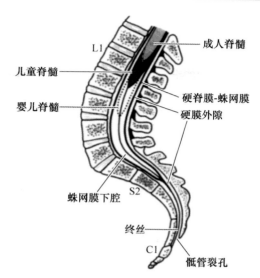

成人脊髓

L1

儿童脊髓

婴儿脊髓

硬脊膜-蛛网膜

硬膜外隙

蛛网膜下腔

S2

终丝

C1

骶管裂孔

图 4-6　腰骶椎矢状面观

直，针尖斜面与黄韧带和棘上韧带走向平行，尽可能减少损伤。仔细体会针尖处的阻力变化。穿刺到黄韧带时，阻力增大，此时将针芯取下，无阻力注射器与穿刺针衔接，推动注射器芯时即感到有弹回的阻力感（图 4-7），于针尾置一滴液

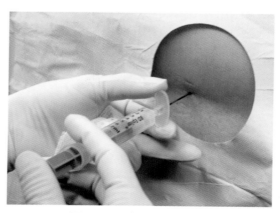

图 4-7　硬膜外穿刺试阻力

体，当针尖穿透黄韧带而进入硬膜外隙时悬滴液体被吸入，操作者感觉到落空感（悬滴法判断硬膜外隙，图 4-8），接注射器，推动注射器芯时无阻力。

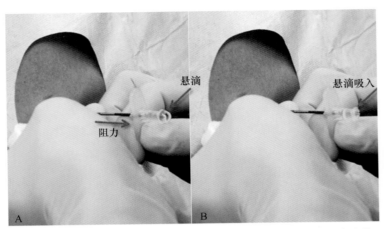

图 4-8　悬滴法判断硬膜外隙。**A.** 针尖抵达黄韧带，针尾置一滴液体；**B.** 针尖至硬膜外隙，针尾悬滴吸入

（3）旁正中入路：进针点为棘突中线旁开 1～1.5 cm 左右，进针时可避开棘上韧带和棘间韧带而直达黄韧带（图 4-9）。

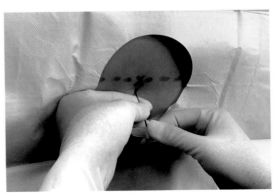

图 4-9　旁正中入路

（4）置管：确定穿刺针头已进入硬膜外隙后，则可将供连续注药用的硬膜外导管通过穿刺针缓缓置入硬膜外隙（图4-10），导管进入硬膜外隙 3～5 cm 后，边拔针边固定导管直至将针退出皮肤。针拔出后，调整导管在硬膜外隙内的长度（3～4 cm），在尾端接注射器，回吸无血或脑脊液，即可固定导管。

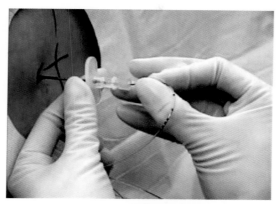

图 4-10　硬膜外隙置管

（5）置管成功后先给予试验剂量，一般宜选用起效快的利多卡因 3～5 ml。目的：①判断药液是否误入蛛网膜下腔或硬膜外血管。②检测出现节段阻滞的麻醉平面，决定局麻药追加量。

（6）硬膜外阻滞常用药物见表4-1。

表 4-1　硬膜外阻滞常用药物

常用药物	浓度（%）	起效时间（min）	维持时间（h）	成人一次最大量（mg）
利多卡因	1.5～2	5～8	1	400
布比卡因	0.5～0.75	7～10	2.5	150
罗哌卡因	0.5～0.75	10～20	2.5～3	200
丁卡因	0.2～0.3	10～15	1.5	60

2. 蛛网膜下腔阻滞操作技术

（1）打开穿刺包，操作者戴无粉无菌手套。消毒方法同硬膜外穿刺。1% 利多卡因局部麻醉后，20～25 G 腰椎穿刺针穿刺，进针径路同硬膜外穿刺，穿刺可用正中入路或旁正中入路，关键是需仔细体会针尖处的阻力变化。当针穿过黄韧带时，有阻力突然消失的落空感，继续推进常有第二个落空感或突破感，提示已穿破硬脊膜与蛛网膜而进入蛛网膜下腔。如进针较快，常将黄韧带和硬脊膜一并刺透，这时往往只有一次落空的感觉。

（2）针尖进入蛛网膜下腔后，拔出针芯即有脑脊液流出（图 4-11）。

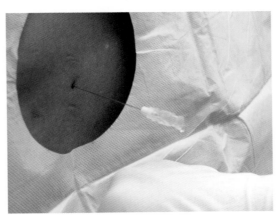

图 4-11　蛛网膜下腔穿刺

（3）确认无误后将准备好的局麻药经穿刺针注入蛛网膜下腔。退出穿刺针完成穿刺注药。

（4）常用蛛网膜下腔麻醉药物的配制：可使用重比重液、等比重液或轻比重液。

①重比重液：1% 丁卡因 1 ml ＋ 10% 葡萄糖液 1 ml ＋ 3% 麻黄碱 1 ml

0.75% 布比卡因 2 ml ＋ 10% 葡萄糖液 1 ml

②等比重液：1% 丁卡因 1 ml ＋生理盐水或脑脊液 2 ml

0.75% 布比卡因 2 ml ＋生理盐水或脑脊液 1 ml

③轻比重液：0.75% 布比卡因 2 ml 以注射用水稀释成 0.2% ～ 0.25% 溶液

1% 丁卡因 1 ml 以注射用水稀释成 0.1% 溶液

丁卡因常用量 10 mg，最高 15 mg。布比卡因常用量 8～15 mg。小儿、孕妇及老年患者酌减。

3. 腰硬联合麻醉操作技术

根据手术部位、范围及时间长短不同而选择单点或两点穿刺法。

（1）单点穿刺法：先用 17 G 穿刺针于 L2 ～ 3 或以下间隙进行硬膜外穿刺，成功后用 25 G 腰椎穿刺针通过硬膜外穿刺针腔内引导刺破硬脊膜及蛛网膜进入蛛网膜下腔（图 4-12），注入局麻药后退出腰椎穿刺针，再经硬膜外针置入硬膜外导管。

（2）两点穿刺法：根据手术部位不同选择某一椎间隙先行硬膜外穿刺置管，然后实施蛛网膜下腔麻醉（图 4-13）。

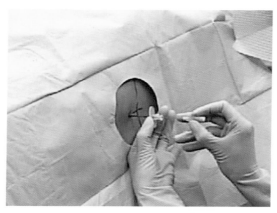

图 4-12　单点穿刺法腰硬联合麻醉

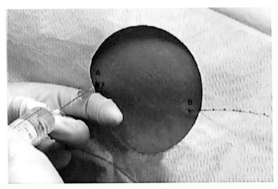

图 4-13　两点穿刺法腰硬联合麻醉（**A** 处为蛛网膜下腔穿刺，**B** 处为硬膜外穿刺置管）

 成功小贴士

　　1. 根据穿刺间隙解剖特点，确定穿刺针进针方向。颈椎到第 4 胸椎棘突与椎体的横截面呈水平方向，穿刺时可垂直进针。从第 4 胸椎至第 12 胸椎，棘突呈叠瓦状排列，穿刺方向要向头侧斜 45°～ 60° 方能进入，腰椎棘突与椎体平行，垂直进针较易刺入椎管（图 4-14）。

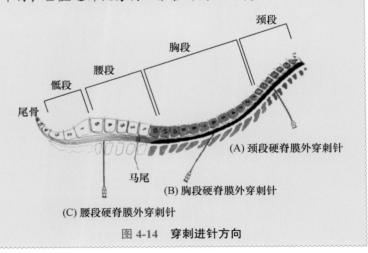

(A) 颈段硬脊膜外穿刺针

(B) 胸段硬脊膜外穿刺针

(C) 腰段硬脊膜外穿刺针

图 4-14　穿刺进针方向

2.老年患者有棘上韧带钙化，正中入路穿刺困难，旁正中入路成功率更高。

3.穿刺者如感到黄韧带突破感，无论是否出现负压现象，均应用注射器测试阻力。

4.腰椎穿刺针较细，需仔细体会才能感觉出层次感。如选择25 G腰椎穿刺针穿刺，可用9号针头（10 ml注射器针头）引导，以增加穿刺成功率（图4-15）。

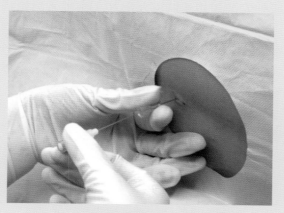

图 4-15　9 号针头引导 25 G 腰椎穿刺针

5.影响硬膜外麻醉平面的主要因素有药物剂量、容量、年龄和穿刺间隙等。影响蛛网膜下腔麻醉平面的主要因素有药物剂量、容量、比重、注药的速度、患者的体位和腹内压等。蛛网膜下腔麻醉采用重比重液时，手术侧置于下方，采用轻比重液时，手术侧置于上方。若利用麻醉药比重和体位来调节麻醉平面，必须在注药后5 ～ 10 min内进行。

六、椎管内麻醉适应证、禁忌证和常见并发症

1. 椎管内麻醉适应证

蛛网膜下腔麻醉适用于手术时间在 2 ～ 3 h 的下腹部、下肢、盆腔、肛门和会阴的外科手术。硬膜外及腰硬联合麻醉则适用范围较广，最常用于横膈以下的手术，且不受时间限制。颈部、上肢和胸壁浅表手术有时也选硬膜外麻醉，但操作和管理较复杂，应慎重对待。除施行外科手术麻醉外，硬膜外麻醉还用于胸部及上述手术的术后镇痛以及分娩镇痛等。

2. 椎管内麻醉禁忌证

穿刺部位有感染灶、败血症、凝血功能障碍、严重低血容量、脊柱外伤或严重畸形、中枢神经系统病变、患者拒绝等。

3. 椎管内麻醉并发症、不良反应及处理方法

（1）血压下降和心率减慢

血压下降和心率减慢是椎管内阻滞最常见的生理效应。严重的低血压或心动过缓会导致心搏骤停，是椎管内神经阻滞的严重并发症。

● 预防和治疗方法：避免不必要的阻滞平面过广；阻滞前开放通畅的静脉通路，输入适量液体，纠正低血容量；调整体位：抬高双下肢，剖宫产患者常规左侧倾斜30°增加回心血量；中重度低血压或低血压进展迅速时应用血管活性药物，如麻黄碱、去甲肾上腺素、去氧肾上腺素等，严重心动过缓时应用阿托品。

（2）全脊髓麻醉（全脊麻）

全脊麻是将大量局麻药误注入蛛网膜下腔所致。注药后迅速出现广泛的感觉和运动神经阻滞，甚至全部脊神经及脑神经都被阻滞，称为全脊麻。

● 预防和治疗方法：确保局麻药注入硬膜外隙，强调试验剂量的重要性，如发生硬脊膜穿破，改用其他麻醉方法。保证氧供：建立人工气道和人工通气。维持循环稳定：加快输液，应用血管活性药物。如发生心搏骤停，立即施行心肺复苏。对患者进行严密监测直至神经阻滞作用消失。

（3）恶心和呕吐

● 预防和治疗方法：嘱患者深呼吸，并将头转向一侧防止误吸；立即吸氧；如血压下降或平面过高，给予麻黄碱、去甲肾上腺素或去氧肾上腺素和（或）阿托品；仍无法缓解时，应予药物止吐，如氟哌利多、5-羟色胺3型（5-HT$_3$）受体拮抗剂等。

（4）呼吸抑制

● 预防和治疗方法：避免阻滞平面过高，应用镇痛镇静药时严密监测呼吸功能；发生呼吸困难时，给予吸氧、面罩辅助通气，必要时建立人工气道，机械通气。

（5）局麻药全身毒性反应

由局麻药误入血管或给药量过多所致，主要表现为中枢神经系统和心血管系统毒性。

● 预防和治疗方法：重视预防的重要性。麻醉前应用苯二氮䓬类或巴比妥类药物，严密监测，尽早发现局麻药中毒的症状和体征。注射局麻药前回吸。小剂量分次给药。先注入试验剂量。采用局麻药的最低有效浓度及最低有效剂量。

轻微反应可自行缓解或消除；如出现惊厥，则重点采用支持手段保证患者的安全，保持气道通畅和吸氧；如惊厥持续存在，可静脉应用控制惊厥的药物；如引起心血管抑制、低血压可采用静脉输液和血管收缩药；如发生心搏骤停，则立即进行心肺复苏。

（6）椎管内血肿

由穿刺针或导管损伤硬膜外静脉引起的椎管内轻微出血

多为良性或自限性；严重出血所致的椎管内血肿则是一种罕见但后果严重的并发症。临床表现为在 12 h 内出现严重背痛，短时间后出现肌无力及括约肌功能障碍，最后发展到完全性截瘫。

● 预防和治疗方法：穿刺及置管时操作轻柔，避免反复穿刺；对有凝血障碍及接受抗凝治疗的患者尽量避免椎管内阻滞。治疗的关键在于及时发现和迅速果断处理，避免发生脊髓不可逆性损害，8 ～ 12 h 行手术减压，神经功能多数可得到良好恢复。

（7）感染

包括穿刺部位的浅表感染和深部组织的严重感染，后者包括蛛网膜炎、脑膜炎和硬膜外脓肿。

● 预防和治疗方法：对穿刺部位有感染灶或合并全身感染的患者，考虑选择其他麻醉方式。整个麻醉操作过程应严格遵循无菌原则。一旦发生中枢神经系统感染，早期诊断和治疗至关重要。

（8）硬脊膜穿破后头痛

因硬脊膜穿破后脑脊液外漏、颅内压下降所致。疼痛大多累及双侧额部和（或）枕部，坐起或站立时疼痛加剧，同时可伴有颈部强直、恶心、呕吐、头晕、耳鸣等症状。头痛多于手术后 12 ～ 72 h 出现。

● 预防和治疗方法：蛛网膜下腔穿刺选择小号笔尖型穿刺针。硬脊膜意外穿破时，保守治疗包括卧床休息、服用镇痛药、口服或静脉补液。对于症状严重且难以缓解的病例，可选择无菌自体血或胶体液行硬膜外隙填充，并配合针灸等中医治疗。

（9）脊髓或神经损伤

由穿刺或置管操作所致。出现神经机械性损伤应立即给予激素和神经营养药物，必要时及时请相关科室会诊。

（10）其他

如尿潴留，可予以导尿或留置尿管；背痛，排除神经损伤后，经休息、理疗、口服止痛药或局部封闭可缓解；硬膜外导管拔出困难、折断或打结等。

自测题

选择题

1. 关于椎管内麻醉前准备，以下说法**错误**的是

    A. 麻醉前必须先开放静脉

    B. 无须准备全身麻醉器械

    C. 阿托品、麻黄碱备用

    D. 操作前必须连接好常规监测

2. 关于体表解剖标志的说法，正确的是

    A. 两侧肩胛下角连线交于 T8 棘突

    B. 两侧肩胛下角连线交于 T6 棘突

    C. 两侧髂嵴最高点交于 L4 棘突或 L3 ～ 4 棘突间隙

    D. 两侧肩甲冈连线交于 T5 棘突

3. 蛛网膜下腔麻醉穿刺首选部位

    A. 腰椎间隙皆可适用

    B. 成人 L2 ～ 3 以下，小儿应在 L3 ～ 4 以下

    C. 按手术不同部位的需要而选择间隙

    D. 只能选择 L3 ～ 4、L4 ～ 5，以免刺伤脊髓

4. 证实蛛网膜下腔麻醉穿刺成功的指征是

    A. 有负压出现   B. 有减压感

    C. 有脑脊液流出   D. 穿刺针进入一定的深度

5. 一般来讲，蛛网膜下腔麻醉后通过体位调节麻醉平面，应在注药后何时进行

    A. 5 min 后   B. 用药后任何时候

　　C. 5～10 min 以内　　　D. 30 min 以内

　6. 关于硬膜外麻醉局麻药一次限量的说法正确的是（多选题）

　　A. 丁卡因 40 mg　　　　　B. 利多卡因 400 mg

　　C. 布比卡因 120 mg　　　 D. 罗哌卡因 200 mg

　7. 关于硬膜外推注试验剂量，正确的说法是（多选题）

　　A. 判断导管是否误入血管

　　B. 判断导管是否误入蛛网膜下腔

　　C. 腰硬联合麻醉时追加硬膜外药无需推注试验剂量

　　D. 检测出现节段阻滞的麻醉平面，用以决定追加量

　8. 关于影响蛛网膜下腔麻醉平面的因素，正确的说法是（多选题）

　　A. 麻醉药物剂量越大，麻醉平面越高

　　B. 体重越大，达同样麻醉平面所需局麻药的剂量越大

　　C. 患者体位对麻醉平面的调节起十分重要的作用

　　D. 注药速度对麻醉平面无影响

　9. 以下哪些情况下**不宜**选用蛛网膜下腔麻醉（多选题）

　　A. 血小板计数 50×10^9/L

　　B. 体温 38℃

　　C. 妊娠

　　D. 血压 85/60 mmHg，心率 120 次/分

　10. 椎管内麻醉的并发症包括（多选题）

　　A. 呼吸抑制　　　　　　　B. 尿潴留

　　C. 过敏反应　　　　　　　D. 脊髓损伤

参考答案

选择题

1. B　　　2. C　　　3. B　　　4. C　　　5. C　　　6. BD

7. ABD　 8. AC　 9. AD　　10. ABCD

5 有创直接动脉测压

鞠辉　冯艺

视频5　动脉穿刺置管

一、桡动脉解剖基础

桡动脉是肱动脉的分支之一，在桡骨颈水平分出，于起点不远处发出桡侧返动脉，经外上髁前面上行，参与肘关节动脉网的组成。桡动脉本干先走行于肱桡肌深面，后经由肱桡肌腱和桡侧腕屈肌腱之间下行，在腕部桡侧腕屈肌腱的外侧可清楚地摸到桡动脉搏动（图5-1）。由于桡动脉位置相对固定又比较浅表，因此经皮穿刺置管比较容易。桡动脉向下走行在桡骨茎突尖端处斜过拇长展肌和拇短伸肌腱的深面转至腕骨外侧缘，沿舟骨和大多角骨背面下行至手背。桡动脉在桡腕关节的稍上方发出掌浅支入手掌与尺动脉末支吻合形成掌浅弓。

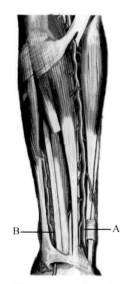

图5-1　桡动脉的解剖基础（A，桡动脉；B，尺动脉）

二、有创直接动脉测压前的准备

1. 压力监测装置

压力监测装置包括压力袋、肝素生理盐水（500 ml生理盐水中加入适量肝素，使每毫升盐水含 2 ～ 4 U 肝素）、压力管道和管道冲洗装置、压力换能器和监测仪（图 5-2）。

压力套装使用前应检查导管连接旋钮是否紧密和三通开关位置，排空气泡。注意：为了防止压力管道中附壁小气泡对测量值的影响，排气时最好将压力袋部分充气或不充气。排空气泡后将压力袋压力充至 300 mmHg（图 5-3）。

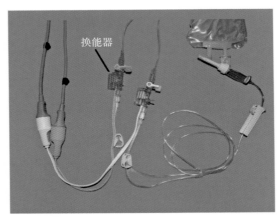

换能器

图 5-2　压力监测装置

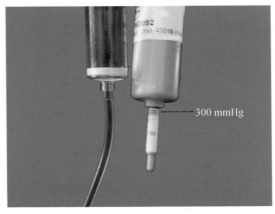

300 mmHg

图 5-3　压力袋充气至 300 mmHg

2. 零点位置的选择与调节

仰卧位时相当于第 4 肋间腋中线水平（图 5-4），侧卧位时则相当于胸骨右缘第 4 肋间水平（图 5-5）。调节零点时，将开关旋钮通向大气（图 5-6），在监测仪上选择压力调零按钮。调节零点后，开关旋钮通向患者端（图 5-7），做好测压准备。

3. 置管部位的准备

成人及 10 kg 以上小儿首选桡动脉，此外依次可选择肱动脉、股动脉、足背动脉和腋动脉。本章二维码视频仅演示桡动脉经皮穿刺插管过程。在做桡动脉置管前应进行 Allen 试验测试尺动脉侧支供血是否畅通。操作步骤如下：

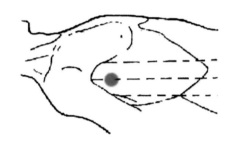

图 5-4　仰卧位时零点位置

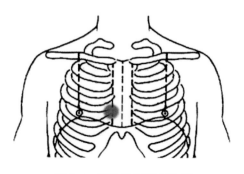

图 5-5　侧卧位时零点位置

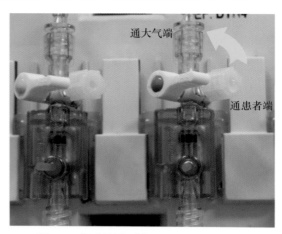

图 5-6　调节零点时将开关旋钮通向大气

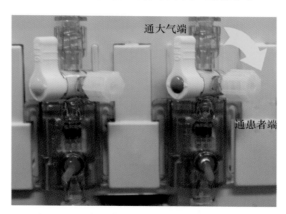

图 5-7　测压时，将开关旋钮通向患者端

（1）压迫桡动脉和尺动脉，同时嘱患者将手举过头部并作握拳、放松动作 3 次，直至颜色变白，然后紧紧握拳。

（2）将患者手放平，并自然伸开手掌，停止压迫尺动脉，记录手掌颜色恢复正常的时间。若颜色恢复延迟在 15 s 以上仍未变红，说明尺动脉侧支血供有障碍，不宜选择桡动脉进行置管测压。

4. 患者的体位　穿刺时患者仰卧，将患者的手臂置于托手架上，手背伸，手腕下方用体位垫垫高，并将手固定于托手架上（图 5-8）。

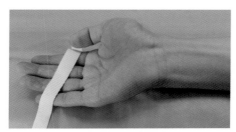

图 5-8　桡动脉穿刺体位

5. 穿刺点的消毒及其器材准备

操作者戴无菌手套，消毒铺巾，将无菌纱布放在穿刺点附近备用。抽取 1% 利多卡因 2 ml 备用。成人需准备 20 G 外套管穿刺针，小儿为 22 G 或 24 G。

三、经皮穿刺置管操作方法

操作者于桡骨茎突附近用左手示指、中指摸清桡动脉搏动及其走行后，于穿刺点皮内及皮下进行局部浸润麻醉（图 5-9）。操作者右手持针，注意不要遮挡针尾部分，以便观察回血（图 5-10）。

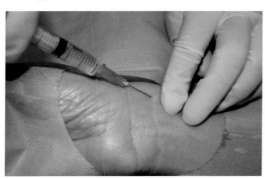

图 5-9　穿刺点局部麻醉

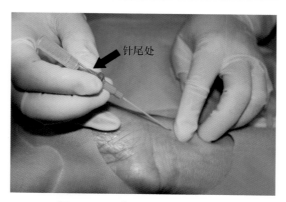

图 5-10　手指不要遮挡针尾部分

1. 直接置管法

穿刺针与手腕平面呈 30°～ 40°角，于动脉上方进针，穿刺针沿动脉走行穿刺（图 5-11）。穿刺针尾部见到鲜红回血后放平穿刺针使其与手腕平面夹角约为 10°（图 5-12），再进针 1 ～ 2 mm 以确保外套管的头端进入动脉腔内。随后针芯固定不动，沿针芯向前推进外套管直至完全置入动脉内（图 5-13）。

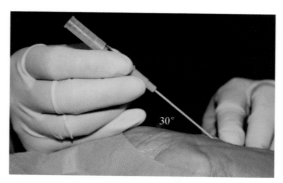

图 5-11　穿刺针的角度

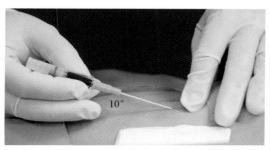

图 5-12　见回血后放平穿刺针

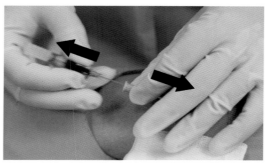

图 5-13　沿针芯向前推进外套管

2. 穿透法

若穿刺过程中针尾回血停止，穿刺针可能已穿透动脉血管后壁。可拔除针芯，接上注射器一边回吸一边缓慢拔退外套管直至回血顺畅，保持导管与血管走行方向一致，捻转推进导管（图 5-14）。

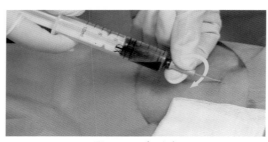

图 5-14　穿透法

置管成功后，压迫导管前端的动脉，以防止血液喷出，若使用针尾带锁扣的穿刺针，拔出针芯后滑动锁扣，可防止动脉血喷出。助手协助连接测压管路，并拽动冲洗装置，用肝素生理盐水填充套管，防止管路内出现血凝块。

 成功小贴士

1. 血管痉挛常常可使置管失败。局部麻醉药血管旁浸润常可预防血管痉挛的发生。

2. 穿刺过程中需缓慢进针，尤其小儿、低血压患者回血的速度较慢。

3. 置管不顺利时处理办法：置管不顺利时，不应使用暴力，否则易使导管前端折损或产生血管壁夹层（图 5-15），进而使置管变得更加困难。应重新回抽，观察导管前端是否在血管内。若条件许可，最好应用超声仪检查动脉周围状况（血管损伤或畸形）或使用动脉置管导丝进行辅助，避免盲目反复穿刺增加血管损伤概率或使已损伤血管的损伤程度进一步加重。

4. 不宜多次反复使用高压冲洗装置。

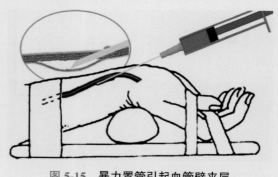

图 5-15　暴力置管引起血管壁夹层

四、动脉血压波形提供的信息

（一）有效循环血容量

规律正压通气下，动脉波形随着呼吸上下波动，即吸气相下降，呼气相上升，常提示有效循环血量不足（图 5-16）。

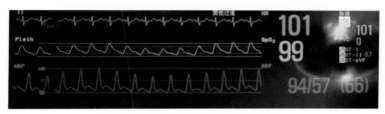

图 5-16　动脉波形随呼吸上下波动

（二）重搏切迹的位置反映的信息

1. 重搏切迹高　提示血管阻力高、麻醉浅、交感兴奋、血管收缩剂作用、血管弹性差。

2. 重搏切迹低　提示血管阻力低、血管扩张剂作用、血管弹性好。

3. 重搏切迹不明显　主动脉瓣关闭不全（图 5-17）、血容量严重不足。

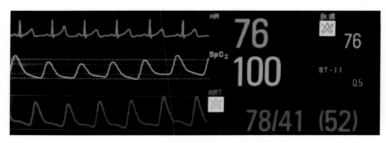

图 5-17　重搏切迹不明显的动脉波形

（三）粗略评估心肌收缩力

上升支的斜率：动脉波形的收缩相，是主动脉瓣开放、左心室快速收缩射血形成的。上升支缓慢反映心肌收缩力弱、血管阻力高、主动脉瓣狭窄（图 5-18）。

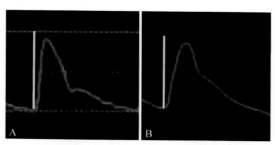

图 5-18　**A.** 动脉波形的收缩相，是主动脉瓣开放、左心室快速收缩射血形成的。**B.** 上升支缓慢反映心肌收缩力弱、血管阻力高、主动脉瓣狭窄

（四）异常动脉血压波形提示的临床状况（表 5-1）

异常动脉血压波形提示的临床状况见表 5-1。

表 5-1　异常动脉血压波形提示的临床状况

动脉波形特征	临床状况
细脉（脉压变窄）、滞脉（波形上升支延迟）	主动脉瓣狭窄
双脉波（双峰值）、脉压增宽	主动脉瓣反流
尖峰拱顶形	肥厚型心肌病
交替脉	收缩期左心室衰竭
奇脉（自主呼吸时收缩压过度降低）	心脏压塞

　　如图 5-19 所示，图 A 为相对于心电图 R 波时间节点相似的正常动脉压（ART）和肺动脉压（PAP）波形形态。主动脉瓣狭窄时，ART 波形扭曲，伴上升支显示不清和收缩期峰值滞后。与正常 PAP 波形差别较大（图 B）。（注：图 A、B 中，ART 标尺参考图 A 标尺，PAP 标尺参考图 B 标尺。）

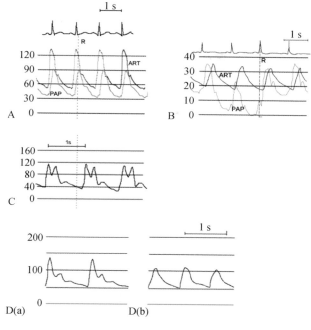

图 5-19　异常动脉血压波形

主动脉瓣反流产生双波脉和增宽的脉压（图 C），肥厚型心肌病动脉波形变化显示为尖峰拱顶形［图 D（a）］，经手术治疗后显示为正常形态［图 D（b）］。

动脉血压波形随心搏产生变异性。图 5-20 显示的是交替脉；图 5-21 示奇脉，自主吸气时，收缩压和脉压均显著下降（箭头所指部分），是心脏压塞的特征性改变。

（五）动脉血压波形提供的其他信息

1. 心律失常　波形节律不齐，大小不一，不规则（图 5-22）。

2. 判断心脏是否正常收缩　在心电图受到电凝干扰，或其他问题不能正常显示心脏电活动时（图 5-23）。

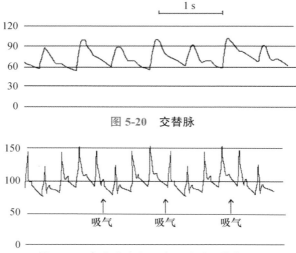

图 5-20　交替脉

图 5-21　奇脉动脉血压波形随呼吸的变异图

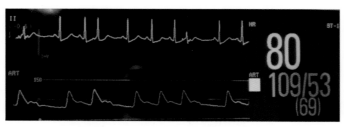

图 5-22　心律失常时的动脉血压波形

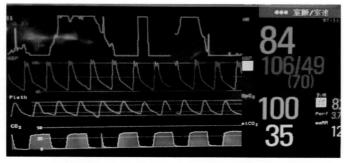

图 5-23　心电图波形异常时动脉血压波形显示正常，提示心电图异常可能由外界干扰所致

五、测压时应注意的问题和常见并发症

（一）测压时应注意的问题

1. 不同部位的压差不同 动脉压数值受测量部位的影响很大。由于波的反射可造成压力波形失真，随着脉搏波从动脉主干向外周传播，收缩压和脉压差被夸大。在不同周围动脉部位测压，需考虑不同部位的收缩压和脉压差的变化。仰卧位时，随着测量部位由中心向外周移动，收缩压依次升高，而舒张压逐渐降低，脉压相应地增宽。桡动脉收缩压通常高于主动脉收缩压。相反，在低体温心肺转流情况下，因为手部血管阻力降低，桡动脉收缩压通常要低于主动脉收缩压。血管扩张剂会加剧这种差异。足背动脉与心脏的距离约为桡动脉与心脏的距离的两倍，仰卧位时同时测量此两个部位的压力，不但动脉血压波形不同（离主动脉越近，由高频成分组成的脉搏波切迹就越明显），且压力数值也有显著不同。足背动脉收缩压可能比桡动脉收缩压高约 10 mmHg，而舒张压低约 10 mmHg。对于无血管疾病的患者，不同部位的平均动脉压应该差异不大。严重外周血管疾病的患者，其两侧肢体的血压存在很大差异时，应该以较高值为标准。由于受到重力作用的影响，测量部位与心脏是否在同一水平也会影响血压的测量值。

2. 零点 测定有创动脉压时，零点应与心脏在同一水平。当患者体位改变时应随时调整高度，如果监测脑部血压，零点应与耳垂水平一致，避免造成测量误差。

3. 导管口方向的影响 血压是血液对血管壁造成的侧压力，即指侧压强。采用插管测压理想情况应该是管口方向与血流方向垂直，但临床上常难以实现。通常测定动脉血压的导管口方向是迎着血流方向，因此测出的压力是血管内侧压强和血液流动的动压强之和。不过当血流速度不大时，可以忽略管口方向的影响。但在心率增快、血流速度增加，以及

动脉管腔因导管置入而阻塞形成"终端"动脉时，测得的压力数值会高于实际数值。

4. 直接测压和间接测压的比较　有创直接动脉压力值和无创间接压力值之间有一定的差异。根据相同部位的对比观察结果，收缩压在 100 ～ 150 mmHg 范围之间变化时，二者结果相仿；如果超过或低于此范围就有差别。不过一般认为直接测得的动脉压比间接测得的数值略高，收缩压常常会高出 5 ～ 20 mmHg。对于休克、低血压和低体温患者，由于血管收缩，此种差别还会进一步加大。如果由间接法测得的压力大于直接法时，应考虑压力监测系统发生故障或操作欠妥而引起误差，其中包括测定零点的偏移。

5. 影响测压准确性的原因　测压系统没有准确调零和校准；所监测动脉近端血管狭窄，如胸廓输出综合征及锁骨下动脉狭窄；雷诺综合征可使外周动脉测压不准确；低血容量休克或容量血管收缩的患者，外周动脉测得的压力要小于主动脉压力的真实值。如果发现动脉压力波幅降低，呈现阻力，常提示测压的导管系统有问题，最常见的原因是测压管内气泡、血凝块、机械性阻塞或连接部分松动脱开等。

（二）常见并发症及其预防

动脉置管的主要并发症是由于血栓形成或栓塞而引起血管阻塞。阻塞的远端是否出现缺血或者坏死，则受到侧支循环和阻塞后动脉的再通率影响。其他并发症包括出血、感染、动脉瘤和动静脉瘘等。

1. 血栓　血栓多由于导管留置在动脉内而引起。随着导管留置时间的延长，血栓的发生率也增加。18 G 导管留置20 h 血栓发生率为 25%；留置 20 ～ 40 h 血栓发生率则可达50%。导管越粗，其管径与动脉血管内径相比越大，越容易损伤血管内膜，越容易阻碍导管周围的血液流动而致血栓形成，因此选用 20 G 导管作桡动脉置管可降低血栓形成的发生率。经由股动脉、腋动脉和肱动脉置管，由于导管与血管直径之比相对较小，不影响局部血流，血栓形成概率小，如果较长时间留置测压导管，可以选择较细导管针。此外，导管的外形及材料也会影响其发生率。用同样粗细、保留时间相同的聚乙烯导管血栓形成率可达 90%，而用聚四氟乙烯导管置管，血栓发生率仅 29%。反复动脉穿刺、损伤动脉内膜时，血栓形成率高。切开皮肤显露动脉直视下穿刺或切开动脉置管的患者血栓形成率并不比经皮穿刺有显著增加。为了减少长时间留置导管拔管后的血栓形成，一般主张在测压结束拔除动脉内导管时，压迫阻断近端动脉血流，用注射器连接测压导管一边吸引一边拔管，尽量吸出导管周围的小凝血块。拔管后局部压迫包扎。注意压迫的松紧程度，防止血肿形成，也要防止长时间过度压迫而促使血栓形成。一旦桡动脉出现血栓，只要尺动脉侧支循环血供良好，一般问题不大，但由于供应大鱼际区域的桡动脉分支常是终末动脉，在桡动脉血栓阻塞后容易出现大鱼际区血供不足的临床表现。桡动脉血栓形成有 70% 发生在拔管后的 24 h 以内，最迟在 7 日内形成。血栓形成后绝大多数可以再通。

2. 栓塞　栓子多来自导管尖端附近的小血块、冲洗时误入的气泡或混入测压系统的颗粒状物质。一般认为连续冲洗法可减少血栓栓塞的机会。间断冲洗时血凝块要抽吸出来而不能注入。在桡动脉插管后，如果有近端局部皮肤坏死，可能是由于桡动脉的皮支栓塞引起。腋动脉插管后最好采用连续冲洗，若进行间断冲洗，只能用少量肝素溶液轻轻冲洗，避免大容量溶液带着血凝块或气泡进入动脉，逆行入脑血流而引起脑栓塞。

3. 出血　穿刺损伤后出血可引起血肿，一般加压包扎均可止血。拔管后若处理不当可发生血肿，在此基础上也可引起感染。拔除桡动脉测压管后应局部压迫并高举上肢 10 min，然后加压包扎以防血肿形成，通常在 30 min 后便可放松加压包扎。

4. 感染 导管留置时间越长，感染可能越大。一般希望导管留置不超过 3 ～ 4 日。当局部出现感染或有任何炎症征象时，应立即拔除动脉导管。

六、适应证及禁忌证

（一）适应证

1. 各类危重患者、循环功能不全患者需要进行手术或其他治疗时，心肺转流下心内直视手术、大血管外科手术、器官移植手术及颅内手术等患者，均需连续监测周围动脉内压力。

2. 估计手术中血流动力学波动较大，患者需用血管收缩药或扩张药治疗时，连续监测动脉内压力，不但可保证测压的准确性，而且可及早发现药物或其他因素引起的血压突然变化，如嗜铬细胞瘤手术。

3. 患者有严重低血压、休克和需反复测量血压，以及使用间接法测量血压有困难或脉压差小难以测出时，可使用直接动脉内测压，即使压力低至 30 ～ 40 mmHg，也可准确地测量。

4. 需要进行血液稀释或进行控制性降压的患者。

5. 患者需反复采取动脉血样做血气分析和 pH 测量，为了减少采取动脉血样操作的困难和繁琐，以及频繁的动脉穿刺引起的不适和损伤，一般也可做动脉内置管，这样既能监测血流动力学，又可在患者稳定状态下采样，提高数据测量的准确性。

（二）禁忌证

1. 穿刺部位局部感染。

2. 凝血异常。

3. 动脉血管近端阻塞。

4. 动脉血管闭塞，例如雷诺综合征。

5. 手术需要，如取桡动脉用于旁路移植手术。

6. 对老年患者、周围血管硬化患者，无选择性地进行桡动脉置管测压，有可能造成手部供血不足和组织坏死，需要谨慎。

自测题

选择题

1. 压力管道排空气泡后，需将压力袋压力充至

    A. 0 mmHg   B. 100 mmHg

    C. 200 mmHg   D. 300 mmHg

2. 进行有创直接动脉测压调节零点时，开关旋钮应通向

    A. 患者端

    B. 大气端

    C. 以上两路均通

    D. 以上两路均不通

3. 患者平卧体位时，零点的位置应该是

    A. 第 4 肋间腋中线水平

    B. 锁骨腋中线水平

    C. 第 4 肋间腋前线水平

    D. 与体位无关

4. 在周围动脉不同部位测压，要考虑到不同部位的动脉压差。足背动脉的收缩压比桡动脉的收缩压

    A. 低约 10 mmHg   B. 高约 30 mmHg

    C. 高约 10 mmHg   D. 低约 30 mmHg

5. 在做桡动脉置管前应进行 Allen 试验测试尺动脉侧支供血是否畅通。根据手掌颜色恢复正常的时间，以下哪种情况

说明尺动脉侧支血供有障碍，不宜选择桡动脉进行置管测压

A. 手掌颜色恢复在 5 s 内

B. 手掌颜色恢复延迟在 15 s 以上

C. 手掌颜色恢复延迟在 5 s 以上

D. 手掌颜色恢复在 10 s 内

6. 置管成功后，为防止血液喷出应压迫动脉，压迫部位应该在

A. 穿刺点旁边

B. 不用压迫

C. 沿动脉走行的任何部位

D. 导管前端并超出导管的部分

7. 成人进行有创直接动脉测压时，可选择多个部位，但首选的穿刺部位应该是

A. 桡动脉   B. 肱动脉

C. 股动脉   D. 足背动脉

8. 有创动脉穿刺的禁忌证包括（多选题）

A. 穿刺部位局部感染

B. 近端阻塞

C. 雷诺综合征

D. 手术需要，如取桡动脉用于旁路移植手术

9. 选择有创直接动脉测压的适应证包括（多选题）

A. 需连续监测周围动脉内压力的手术患者

B. 严重低血压、休克和需反复测量血压的患者

C. 用间接法测压有困难的患者

D. 需反复采取动脉血样作血气分析的患者

10. 进行有创直接动脉测压的并发症包括（多选题）

A. 血栓形成   B. 出血

C. 感染   D. 动脉瘤

参考答案

选择题

1. D 2. B 3. A 4. C 5. B
6. D 7. A 8. ABCD 9. ABCD 10. ABCD

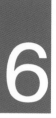

6 中心静脉测压

张熙哲　许军军

一、解剖基础

（一）颈内静脉解剖基础

1. 颈内静脉与同侧颈内动脉的关系　在喉结水平，颈内静脉位于胸锁乳突肌前缘，颈内静脉在与颈总动脉伴行过程中，由上至下，二者间距离逐渐加大。在上段和中段，尤其是上段，两者相邻并有部分交叠。在甲状软骨上缘水平观察，颈内静脉在颈动脉的前外侧，二者部分重叠；在环状软骨水平，静脉位于颈总动脉的外侧，二者平行下行。

2. 颈内静脉和胸锁乳突肌的关系　胸锁乳突肌的位置相对较为稳定，但肌肉的宽度因个体差异而不同。胸锁乳突肌前缘在上段和中段距离颈内静脉较近，而后缘距离静脉较远。在胸锁乳突肌前缘中点处，颈内静脉走行于胸锁乳突肌的外侧；颈内静脉投影全部在胸锁乳突肌三角（胸锁乳突肌胸骨头和锁骨头与锁骨上缘形成的三角）内（图 6-1）。

（二）锁骨下静脉解剖基础

右锁骨下静脉是右上肢腋静脉的直接延续，起源于第 1 肋骨外侧缘，走行至前斜角肌内侧，胸锁关节的后方。由第 1 肋外缘起始，呈轻度向上的弓形走行于锁骨内侧约 1/3 的后上

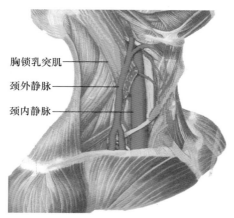

图 6-1　颈内静脉的解剖

方，在胸锁关节后方，与颈内静脉相汇合形成了头臂静脉，其汇合处向外上方开放的角叫静脉角（图 6-2）。锁骨下静脉在锁骨内侧缘后面的位置是在锁骨、第 1 肋骨和前斜角肌之间，并借助前斜角肌与锁骨下动脉和臂丛隔开。由于锁骨下静脉管壁与周围筋膜相融合，因而位置相对较恒定，不易发生移位，有利于穿刺。

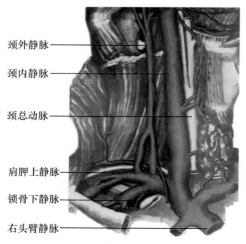

图 6-2　锁骨下静脉解剖

二、中心静脉置管、测压前的准备

1. 压力监测装置的准备　包括压力袋、肝素生理盐水、压力管道和管道冲洗装置、换能器和监测仪，检查管道连接旋钮和开关的位置，管道充液并需排空气泡，连接监测仪、使用前应调节零点。调节零点时，打开测压口通向大气，在监测仪上选择压力调零按钮。调节零点后，测压口通向患者端，做好测压准备。

2. 穿刺、置管部位的选择　临床上常用的穿刺部位为颈内静脉、锁骨下静脉、颈外静脉及股静脉。

三、中心静脉穿刺、置管操作方法

（一）颈内静脉穿刺、置管

颈内静脉穿刺、置管可采用前路、中路和后路三种进路。虽然进路各有不同，但操作技术基本上是一致的。现以笔者所在北京大学人民医院麻醉科最常采用的右颈内静脉中路插管技术为例加以说明。

视频 6　颈内静脉穿刺、置管

1. 患者的体位　平卧、头低 15°～ 20° 屈氏位（Trendelenburg 位），如图 6-3 所示，右肩背部略垫高，头略转向对侧，使颈部伸展。

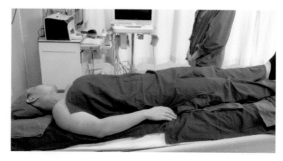

图 6-3　中心静脉穿刺体位

2. 穿刺点定位　触摸胸锁乳突肌的胸骨头和锁骨头以及与锁骨上缘所形成的三角，在三角形的顶部触及颈总动脉搏动，在搏动的外侧旁开 0.5 ～ 1 cm 为穿刺点（图 6-4）。

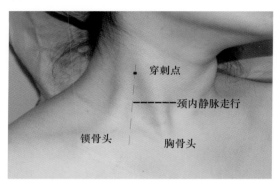

穿刺点

颈内静脉走行

锁骨头　胸骨头

图 6-4　颈内静脉中路穿刺点

3. 操作步骤

（1）打开中心静脉导管穿刺包，操作者戴无菌手套，消毒皮肤，消毒范围上至下颌角，下至乳头水平，内侧至左锁骨中线，外侧至腋前线（图 6-5）。铺无菌巾。使用无菌生理盐水冲洗手套上的滑石粉。检查相关器材，包括注射器、穿刺针、J 型导引钢丝、深静脉导管、皮肤扩张器、平头压力探针等，备无菌生理盐水（图 6-6）。

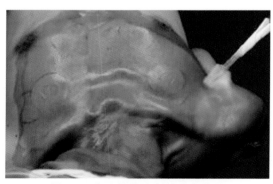

图 6-5　中心静脉穿刺的消毒范围

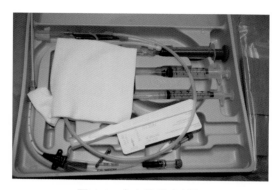

图 6-6　中心静脉穿刺包

（2）使用 5 ml 注射器作为试探针，针与皮肤呈 30°～45°角，针尖指向同侧乳头或锁骨中、内 1/3 交界处前进。在进针过程中保持注射器内轻度持续负压，以便及时判断针尖是否已进入静脉（图 6-7）。成功进入后应确认方向、角度和进针深度，然后拔出试探针，也可将针留在原位置。

（3）按试探针的角度、方向及深度用 18 G 穿刺针进行穿刺，边进针边回抽血（图 6-8），当血液回抽和注入十分通畅时，注意固定好穿刺针位置，使用平头压力探针测试压力，如未见波动性、鲜红血液流出，则可以确认穿刺针在静脉内（图 6-9）。从 18 G 穿刺针内插入 J 型导引钢丝约 30 cm

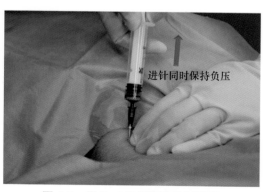

进针同时保持负压

图 6-7　用 5 ml 注射器作为试探针

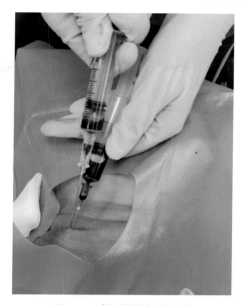

图 6-8　试探针留在原位置

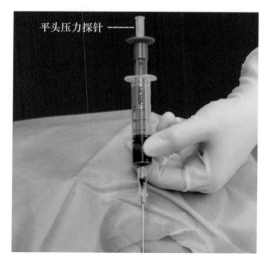

平头压力探针 -----

图 6-9　平头压力探针测试压力

（图 6-10）（其中穿刺针及注射器总长约为 20 cm，导引钢丝进入血管约 10 cm），插入过程中尤应注意心律变化。J 型导引钢丝相对固定并退出穿刺针，压迫穿刺点，此时应注意导引钢丝进入体内的长度最好不要超过 15 cm，以防导引钢丝刺激心脏出现心律失常（图 6-11）。尖头刀片扩皮后，使用扩张器扩张皮下（图 6-12）。

（4）将导管套在导引钢丝外面，左手拿导引钢丝尾端，右手将导管插入（图 6-13），待导管进入颈内静脉后，边退导引钢丝，边推进导管，成人置管的深度为 12 ～ 15 cm（图 6-14）。

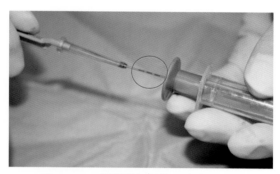

图 6-10　J 型导引钢丝的深度为 30 cm

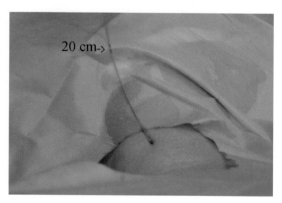

图 6-11　导引钢丝进入体内的长度

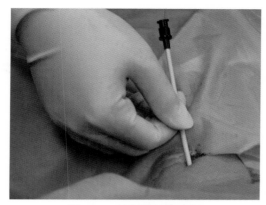

图 6-12 扩张器扩张皮下

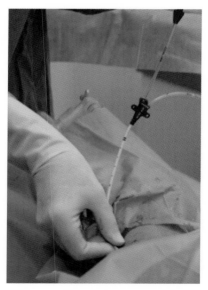

图 6-13 导引钢丝引导下插入导管

（5）回抽导管内血液通畅，并使用生理盐水冲洗，盖上肝素帽（图 6-15）。皮肤入口处用缝线固定导管。覆盖贴膜。接上中心静脉压（CVP）测压管或输液，测压管需用肝素生理盐水冲洗 1 次。

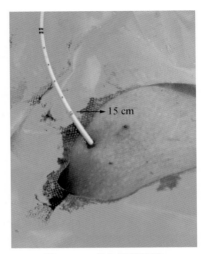

图 6-14　成人置管深度

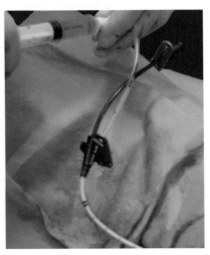

图 6-15　回抽导管

（6）若患者在清醒状态下穿刺，则需要逐层局部浸润麻醉。为防止发生空气栓塞，应将患者置于头低脚高位以增加腔静脉压力，时刻注意封闭导管，尽量避免操作中静脉与大气相通。

（二）锁骨下静脉穿刺技术

患者平卧，肩下垫薄枕，将患者上肢尽量伸向同侧的膝关节并略外旋，使肩胛骨下移，挺露锁骨上窝，保持锁骨略向前，使锁肋间隙张开以便于进针。锁骨下静脉穿刺可经锁骨下和锁骨上两种进路。笔者所在北京大学人民医院麻醉科常采用经锁骨下入路。

消毒铺巾后于锁骨中、外 1/3 交界处，锁骨与第 1 肋交角处，锁骨下方约 1 cm 为进针点，针尖轻度向头端指向胸骨上凹头侧 1.5～2 cm（图 6-16、图 6-17）。在穿刺过程中尽量保持穿刺针与胸壁呈水平位、贴近锁骨后缘。其他操作同颈内静脉穿刺。

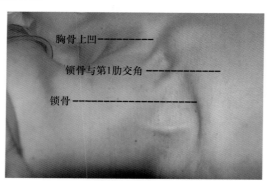

图 6-16　锁骨下静脉穿刺的表面标志

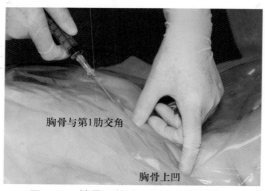

图 6-17　锁骨下静脉穿刺点和穿刺方向

（三）超声引导下颈内静脉穿刺、置管

视频 7　超声引导下
颈内静脉穿刺、置管

超声的应用日益广泛，超声引导下中心静脉穿刺置管在减少相关并发症方面十分有优势，对于一些穿刺困难的患者更是必不可少。

选用高频线阵探头，扫描深度设置为 2～4 cm，患者体位同第 80 页图 6-3，探头横向置于颈部显示血管短轴图像，向外侧移动，可以清楚显示颈动脉、颈内静脉（图 6-18）。选择合适的穿刺位置，使颈内静脉的图像在屏幕正中央清晰显示。在穿刺点上下 5～10 cm 范围扫查，检查血管走向及有无血栓等异常情况。消毒铺单，超声探头套无菌保护套。左手持探头，右手持针，平面外进针，实时图像下可见进针轨迹。穿刺过程中保持颈内静脉在图像中央显示。穿刺成功可见回血。平头压力探针测试压力无误后放置导丝，用超声长轴、短轴方向确认导丝在颈内静脉内。放置中心静脉导管，妥善固定，再次超声确认导管位置。具体操作步骤见"视频 7　超声引导下颈内静脉穿刺、置管"。

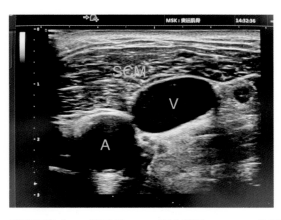

图 6-18　超声图像（A，颈动脉；V，颈内静脉；SCM，胸锁乳突肌）

成功小贴士

1. 颈内静脉穿刺见到回血时，左手只需轻微按压或不按压颈内动脉，以防止颈内静脉同时受压后回血不畅，影响判断。

2. 遇有胸锁乳突肌触摸不清，可在患者清醒时嘱患者抬头并深吸气，常可显露胸锁乳突肌的轮廓。

3. 插入导引钢丝时不能遇到阻力，有阻力时应退出导引钢丝，调整穿刺针位置，包括角度、斜面方向和深浅等，再接上注射器回抽血液直至通畅为止，然后再插入导引钢丝。

4. 掌握多种入路，不要片面强调某一进路的成功率而进行反复多次的穿刺。

5. 如穿入较深仍未见回血，针尖可能已穿透贯通颈内静脉，此时应慢慢退针，边退针边回吸。

6. 扩张器可使导引钢丝弯曲，而沿自己的路径前行导致穿破血管壁。尤其是经颈内静脉置管时，要慎防皮肤扩张器刺入过深。但是经锁骨下静脉置管时，导管很难通过胸大肌筋膜，所以皮肤扩张器要通过该筋膜。

四、应注意的问题和常见并发症

（一）应注意的问题

1. 导管位置　测定中心静脉压时，导管尖端应位于右心房或靠近右心房的上、下腔静脉内。经上、下肢体置管时，如果导管扭曲或进入异位血管，导管末端往往无法达到上述位置，测得的压力数值也是不准确的。置管后作 X 线摄片可判断导管位置，但尚未成为常规的判断依据。据心肺转流下心内直视手术时观察，成人经颈内静脉或锁骨下静脉插入导管 12～13 cm 时，约 10% 患者的导管末端达右心房入口处，其余约 90% 位于近右心房的上腔静脉内。

2. 标准零点　中心静脉压的测量值仅有数厘米水柱，如果零点位置发生偏差将显著影响测定结果。理想的标准零点应该不受体位的影响，而在临床实际中常常难以完全达到。现通常以右心房中部水平线作为理想的标准零点。患者仰卧位时，右心房中部水平线在胸壁上的体表投射位置基本上相当于第 4 肋间、腋中线（即前、后胸径中点）的水平。患者侧卧位时，标准零点的体表投影位置则相当于胸骨右缘第 4 肋间水平。一旦零点确定后，就应该固定好。若患者体位发生改变应随即调整零点的位置。一般标准零点的偏差不要超过 ±1 cm，以免因此而影响中心静脉压的真实数值。

3. 胸内压　除了心脏功能、血容量和血管张力以外，影响中心静脉压的因素首先是胸内压的变化。中心静脉压与心包腔的心室外壁压之差即是右心室的有效充盈压，而正常情况下，心室外壁压等于胸内压。当胸内压增加时，心室外壁压随之增加，右心室的有效充盈压就相应减小。动物实验和临床实践均证实，当胸腔开放，胸内负压消失时，因心室外壁压升高，而使中心静脉压与心包腔的心室外壁压之差减少，右心室有效的充盈压也随之降低。此时为了维持右心室有效的充盈压，使压差回至原来水平，可通过代偿性的周围静脉张力增加，使中心静脉压升高。除了开胸手术外，其他因素也可通过影响胸内压而改变中心静脉压的测量数值，例如患者咳嗽、屏气、伤口疼痛、呼吸受限以及麻醉和手术等因素。机械通气时，胸腔内平均压升高，因此测定中心静脉压时，如患者情况许可，可以暂停机械通气。

4. 测压系统的通畅度　只有测压系统通畅，才能提供正确的测压数值。所以置入的中心静脉导管要够粗，一般选用 14 G、15 cm 导管。当导管打折、血凝块阻塞或导管末端存在活瓣状的血凝块时，造成通道不畅，常常影响测定数值的准确性。当需要较长时间监测中心静脉压，而输液速度又较缓慢时，可于每 500 ml 的液体中加入肝素 0.2 ml（2.5 U/ml），以预防血凝块形成，保持测压系统的通畅。

（二）常见并发症

经皮穿刺置入中心静脉导管的操作是盲探下的操作，创伤性损害难以完全避免。一旦操作失误或管理不当，可造成各种严重的并发症，甚至威胁生命。常见的并发症有：

1. 心脏压塞 多数是由于心脏穿孔而引起，一旦发生后果十分严重，死亡率非常高。心脏压塞症状多发生在置管后数分钟或数日，最长达 5 个月。心脏穿孔与导管插入过深有关，穿破的部位多在右心房。中心静脉导管尖端顶住心房壁或心室壁时，随着每次心脏收缩，导管可损伤心肌壁造成穿孔，从而引起心包积液，少数伴有积血。当液体或血液在心包腔或纵隔内积聚达 300 ～ 500 ml 时，即可引起致命的心脏压塞。留置中心静脉导管的患者突然出现发绀、胸骨后和上腹部疼痛、面颈部静脉怒张、恶心、烦躁不安和呼吸困难，同时伴有低血压、脉压变窄、奇脉、心动过速、心音低而遥远时，应考虑有心脏压塞的可能。因此，遇有上述紧急情况应：①立即停止经中心静脉输注；②降低输液容器的高度使之低于患者心脏水平，利用重力作用尽量吸出心包腔或纵隔内的血液或液体，然后缓慢拔出导管；③如果经由导管吸出的液体很少，病情不能得到改善，应考虑做心包穿刺减压。由于心脏压塞确诊、抢救难以及时，死亡率又高，因此预防就显得特别重要。其措施包括：①导管插入不要过深，导管末端位于上腔静脉或右心房入口处已足够；②在皮肤入口处缝固导管，以防止导管移动深入；③经常检查中心静脉导管，观察回血情况；④如果怀疑心脏压塞，可经导管注入 2 ～ 5 ml X 线显影剂以判断导管尖端的位置。

2. 气胸 是较常见的并发症之一。尤其是锁骨下静脉穿刺时气胸的发生率较高。为了能及时发现气胸，穿刺后除严密观察患者外，必要时可做胸部 X 线检查。当穿刺难度较大时，穿刺后患者出现呼吸困难、同侧呼吸音减低，就要考虑到发生气胸的可能。穿刺时小的肺刺破口可自行闭合，若损伤肺尖，可能发生局限性气胸，患者可没有临床症状。但若穿刺后患者应用机械通气，则有可能引起张力性气胸，应有所警惕。出现气胸后应及早作胸腔闭式引流。

3. 血胸、水胸、水纵隔 穿刺过程中若将静脉甚或动脉壁撕裂或穿透，同时又将胸膜刺破，血液经破口流入胸腔，则形成血胸。胸腔内负压可造成血液大量流入，此时导管也可能在中心静脉内。若中心静脉导管误入胸腔内或纵隔，液体输入后可引起水胸或水纵隔。为避免水胸或水纵隔的发生，置管后应常规检查导管末端是否位于血管内。方法是降低输液瓶高度，并低于心脏水平，放开输液调节器，观察回血是否畅通。胸部 X 线片有助于诊断。一旦出现肺受压的临床症状，应警惕是否出现血气胸，处理方法是立即拔退导管并作胸腔闭式引流。

4. 空气栓塞 在经穿刺针或套管内插入导引钢丝或导管时，常在取下注射器而准备插管前 1 ～ 2 s 可能有大量的空气经针孔或套管进入血管。若压差为 5 cmH_2O，空气通过 14 G 针孔的量可达每秒 100 ml。静脉内如果快速误入 100 ～ 150 ml 空气，就足以致命。预防方法包括患者取头低位穿刺，时刻注意封闭穿刺针或套管（尤其在患者清醒状态下），多可避免此种意外。若头低位有困难时，操作应特别小心，避免患者在深吸气状态下开放穿刺针或套管。

5. 血肿 采用套管针导引钢丝导入导管，很少发生血肿，但是全身肝素化的患者，可有局部漏血与血肿。由于动静脉紧邻，操作中误伤动脉的机会必然存在。经前路穿刺颈内静脉置管，误伤动脉的概率可高达 8.5% ～ 23%，经压迫可不引起明显血肿。但在抗凝治疗的患者，血肿形成的概率就比较大，穿刺插管应慎重。如果误将导管置入动脉内，特别是压迫止血困难的部位，例如锁骨下动脉，在拔出导管前需要外科会诊。

6. 感染　导管在体内留置时间过久可引起血栓性静脉炎。至于局部或全身感染发生率各家报道的差别很大，导管末端细菌培养的阳性率可从 0 到 39.8%，此种阳性率的高低直接与操作者的技术有关。操作中无菌操作技术欠妥，反复多次穿刺，都会增加污染的机会；局部组织损伤和局部血肿也增加了局部感染的机会。为预防感染，导管留置期间无菌护理很重要。经中心静脉导管进行静脉营养疗法时感染的机会增加，可能与这类患者一般状态差和营养不良有关。如果患者早已存在感染，加之营养液适合细菌、真菌生长，更应随时注意是否有局部感染的发生。当临床上出现不能解释的寒战、发热、白细胞数升高、局部压痛和炎症等，应考虑拔除中心静脉导管并作细菌培养。

五、适应证与禁忌证

（一）适应证

1. 心功能良好的患者在进行重大手术，估计可发生大量液体丢失或失血时。

2. 无法得知尿量和尿量不可靠的情况，例如肾衰竭患者、实施回盲部代膀胱手术患者，应置入中心静脉导管进行血管内容量的测定。

3. 空气栓塞风险较大的外科手术，如坐位下实施颅脑手术的患者，置入中心静脉导管可用于吸出心腔内的气体。

4. 外周静脉通路不易建立或不能满足需要。

5. 使用大号中心静脉导管可进行快速的静脉补液。

6. 严重创伤、休克以及急性循环功能衰竭等危重患者。

7. 需长期输液或静脉抗生素治疗及全胃肠外营养治疗的患者。

8. 经中心静脉导管安置心脏临时起搏器的患者。

（二）禁忌证

1. 上腔静脉综合征，不能通过上肢静脉或颈内静脉穿刺置管，进行压力测定。

2. 凝血功能障碍是相对禁忌证。

3. 近期安装过起搏器的患者最好在 4～6 周后再进行中心静脉置管。

4. 穿刺部位感染。

自测题

选择题

1. 患者侧卧位测定中心静脉压时，零点的位置应该位于

    A. 腋中线第 4 肋间水平

    B. 胸骨右缘第 4 肋间水平

    C. 胸骨左缘第 4 肋间水平

    D. 胸骨右缘第 2 肋间水平

2. 中心静脉穿刺时，为防止心律失常，导引钢丝进入体内的长度最好**不要超过**

    A. 25 cm   B. 10 cm

    C. 15 cm   D. 5 cm

3. 插入导引钢丝时如遇到阻力，应如何处理

    A. 退出导引钢丝，接上注射器回抽，并调节穿刺针方向

    B. 可用力继续推进直至阻力消失

    C. 不用后退导引钢丝，可直接调节穿刺针方向

    D. 拔出穿刺针重新穿刺

4. 成人进行中心静脉穿刺置管时，导管的置入深度为

    A. 大于 15 cm   B. 小于 10 cm

    C. 2 ～ 5 cm   D. 12 ～ 15 cm

5. 颈内静脉穿刺过程中，如误入颈内动脉，首先应如何处理

    A. 不予处理

    B. 局部压迫止血

    C. 更改穿刺路径，重新穿刺

    D. 继续置管

6. 影响中心静脉压的因素有哪些（多选题）

    A. 胸内压   B. 腹内压

    C. 颅内压   D. 动脉压

7. 有关颈内静脉穿刺技术，正确的说法是（多选题）

    A. 患者在清醒状态下穿刺，需要局部浸润麻醉

    B. 进针过程中保持注射器内轻度持续负压

    C. 进针过程中持续用力压迫动脉用于定位

    D. 接上 CVP 测压后，用肝素生理盐水冲洗测压管 1 次

8. 有关锁骨下静脉穿刺技术，正确的说法是（多选题）

    A. 穿刺点为锁骨中、外 1/3 交界处，锁骨下方约 1 cm

    B. 穿刺过程中尽量保持穿刺针与胸壁呈水平位

    C. 不易出现气胸

    D. 插入导引钢丝时若遇到阻力，应调整穿刺针的方向

9. 中心静脉穿刺的适应证包括（多选题）

    A. 严重创伤、休克等危重患者

    B. 需长期输液或静脉抗生素治疗

    C. 全胃肠外营养治疗

    D. 需接受大量、快速输血、补液的患者

10. 中心静脉穿刺的并发症包括（多选题）

    A. 局部血肿   B. 气胸、血胸

    C. 空气栓塞   D. 心脏压塞

参考答案

选择题

1. B 2. C 3. A 4. D 5. B 6. AB

7. ABD 8. ABD 9. ABCD 10. ABCD

7 超声引导下神经阻滞

姜俪凡　安海燕

视频8　超声机的使用

第一节　肌间沟臂丛阻滞

一、解剖定位

臂丛支配除腋窝、上臂内侧及上臂后侧部分区域以外的整个上肢的皮肤及皮下组织、肌肉和骨骼。由第 5 ～ 8 颈神经前支和第 1 胸神经前支大部分构成，经椎动脉后方、斜角肌间隙向外侧穿出，组成三条干（图 7-1）：

① C5、C6 前支组成上干。

② C7 前支单独成为中干。

③ C8 前支和 T1 前支大部分合成下干。

在锁骨后第 1 肋骨中外缘分为前后两股。

腋窝水平分成三束：

①上干和中干的前股合成外侧束，肌皮和正中神经起自外侧束。

②下干的前股成为内侧束，尺神经起自内侧束。

③三条干的后股组成后束，桡神经起自后束。

肌间沟法阻滞臂丛近端（干），对上臂、肩部及桡侧阻滞效果好。

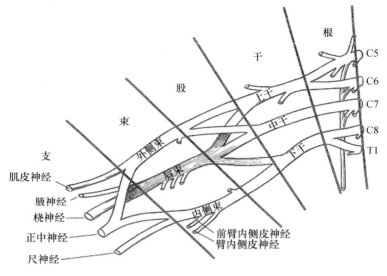

图 7-1 肌间沟臂丛组成

二、超声定位

肌间沟臂丛体表定位见图 7-2。

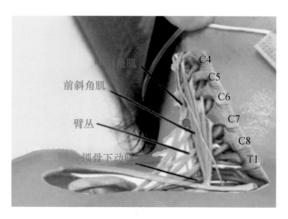

图 7-2 肌间沟臂丛体表定位图示

高频探头置于 C6 水平，平环状软骨。通过上下扫查可见内侧无回声、具有波动性的不可压瘪圆形结构为颈动脉；颈内静脉位于颈动脉浅面，可能由于探头施压而被压瘪而不易识别；超声下臂丛显示为走行于胸锁乳突肌深面的前、中斜角肌之间的一串圆形或椭圆形低回声结构（图 7-3）。

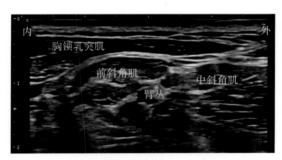

图 7-3　肌间沟臂丛超声图像

三、穿刺方法

1. 物品准备

超声机、高频线阵探头、耦合剂、探头无菌保护套、皮肤消毒剂、穿刺针、局麻药、无菌手套。

2. 扫描

采用高频线阵探头，患者平卧头转向对侧，可在肩下垫薄枕。探头放置于 C6，即环状软骨水平，探头上下扫查，识别到肌间沟臂丛位置，并加用彩色多普勒以避免将神经与血管混淆，避免误注局麻药。

3. 消毒铺巾、准备探头

以穿刺点为圆心，消毒范围距圆心 15 cm，消毒 3 遍后铺无菌洞巾。探头表面涂抹耦合剂后套无菌保护套。

4. 进针（图 7-4）

再次扫查，将目标位置置于图像中央，图像满意后，局麻药在探头边缘皮肤进行浸润麻醉。后用神经刺激针以平面内技术由外向内朝向臂丛位置进针。穿刺针尽量压平使之在超声下显影清晰，如无法清晰显示完整针身，则需轻微调整探头使穿刺针在图像上清晰可见，但应注意在调整过程中仍需保持目标结构位置清晰可辨认。注意进针深度，不要接触到神经以免造成神经损伤。还可同时联合应用神经电刺激器，根据肌肉抽搐确定所显示神经。

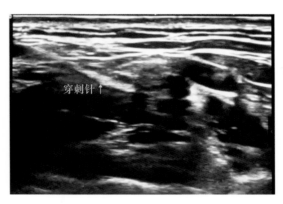

图 7-4　肌间沟臂丛穿刺图像

5. 注射局麻药

针尖穿透中斜角肌筋膜进入肌间沟，位于臂丛附近，无回血时，开始缓慢注射局麻药，每 3 ～ 5 ml 需回抽确认，并注意观察患者，如果在注射过程中出现疼痛、异感和（或）注射阻力增加，提示针尖已位于神经内，应立即停止并调整针的位置。同时，超声图像上可监测到增大的低回声区域，即为局麻药的扩散（图 7-5）。

为了使局麻药完全包绕臂丛，中途可能需要调整针尖位置，多点注射。

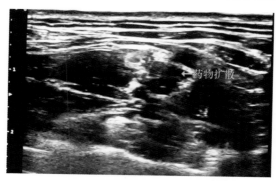

← 药物扩散

图 7-5　肌间沟臂丛注药后超声影像

四、并发症

1. 气胸

肌间沟臂丛阻滞穿刺过程中，可能因为穿刺方向错误、进针过深或患者体位突然变动造成穿刺针误伤胸膜从而导致气胸的发生。

2. 出血或血肿

在穿刺路径中，有可能刺破颈内、外静脉和（或）锁骨下动脉，导致出血或血肿发生。

3. 局麻药中毒

常见原因是局麻药意外注入血管，也有可能是由于局麻药剂量或容量过大造成局部吸收增加。

4. 高位硬膜外阻滞或全脊麻

肌间沟入路进针过深可能造成局麻药被注入硬脊膜袖套内而导致其在硬脊膜外隙或蛛网膜下腔内扩散。

5. 膈神经麻痹

肌间沟臂丛阻滞发生膈神经麻痹可能性高，这与膈神经走行相关，几乎不可避免。

6. 霍纳综合征

高位肌间沟臂丛阻滞时由于局麻药同时阻滞颈交感干造

成，一般不会造成严重不良反应。

7. 声音嘶哑

高位肌间沟臂丛阻滞时造成喉返神经阻滞，可引起声音嘶哑。

 成功小贴士

1. 初学者或无法清晰辨认神经的情况下易发生神经内注药，推荐：

①联合神经刺激器定位；②避免在患者全麻下或过度镇静下操作。

2. 如神经周围存在小血管或血运丰富，推荐使用彩色多普勒。

3. 危险区域操作（如锁骨上臂丛神经阻滞）时采用平面内技术。

4. 超声监测下操作可明显减少局麻药用量，使用最小有效容量以减少局麻药全身毒性反应。

5. 建议从锁骨上窝开始向上追踪臂丛。

6. 臂丛神经鞘内注射，上下滑动探头局麻药在鞘内扩散，以确认注射正确。

7. 避开颈神经，避免神经内注药。注药可以选择在 C5 和 C6 之间，在 C5 浅面或 C6 深面。

8. 对于不耐受肺功能下降 20%（膈神经麻痹）的患者，避免使用长效局麻药。

自测题

选择题

1. 下列关于肌间沟臂丛阻滞正确的说法是

    A. 常引起气胸

    B. 不会阻滞膈神经

C. 上臂、肩部及桡侧阻滞效果好

D. 尺神经阻滞效果好

E. 不会误入蛛网膜下腔

2. 哪些并发症可能由于肌间沟臂丛阻滞造成（多选题）

A. 声音嘶哑   B. 呼吸困难

C. 全脊髓麻醉   D. 惊厥

E. 血肿

参考答案

选择题

1. C   2. ABCDE

第二节 腋路臂丛阻滞

一、解剖定位

视频 9 超声引导下
臂丛阻滞

臂丛在腋窝水平分成三束：

1. 上干和中干的前股合成外侧束，肌皮和正中神经起自外侧束。

2. 下干的前股成为内侧束，尺神经起自内侧束。

3. 三条干的后股组成后束，桡神经起自后束。

二、超声定位

上臂外展，肘部屈曲；超声探头与肱骨垂直放置于腋窝（图 7-6），可见到圆形搏动的腋动脉及其上方的正中神经（大约动脉左前方 10 点钟方向），动脉右侧的尺神经（接近腋静脉）以及后方（深面）的桡神经（3 ～ 6 点钟方向）呈低回声分布于腋鞘内。肌皮神经由外侧束较早发出，走行于肱二头肌（短头）和喙肱肌之间（图 7-7）。

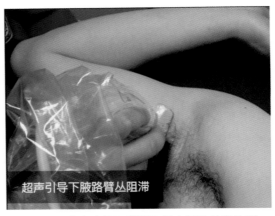

图 7-6　腋路臂丛阻滞操作超声探头放置位置

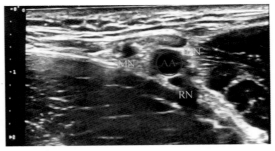

图 7-7　腋路臂丛超声影像（**AA**，腋动脉；**MN**，正中神经；**UN**，尺神经；**RN**，桡神经）

三、穿刺方法

1. 物品准备

同肌间沟臂丛阻滞。

2. 扫描

在腋窝处超声探头与手臂长轴垂直，可以获得相关神经血管的切面图像。调整探头使腋动脉位于屏幕中央。要在一个位置同时获得正中神经、尺神经、桡神经以及肌皮神经的切面有一定困难，常需要向近端或远端扫查以获得理想图像。向近端更容易使桡神经清晰可见，而向远端扫查则增强肌皮神经显影。

3. 消毒、铺巾

同肌间沟臂丛阻滞。

4. 进针

常采用平面内进针。为减少误伤静脉风险，穿刺针通常由动脉外上方进入，向下进针。可选择先阻滞最深最远的神经结构（桡神经和尺神经），以避免调整进针时损伤已阻滞的神经分支。围绕臂丛每个终末神经周围注射 5 ml 局麻药，并进行回抽试验，使局麻药在腋鞘内均匀包绕臂丛分支。

5. 肌皮神经阻滞时可向远端扫查，一般位于腋动脉上方 7 ~ 10 点钟方向，位于肱二头肌和喙肱肌之间（图 7-8）。

对于需要使用止血带的手术，要阻滞此神经。

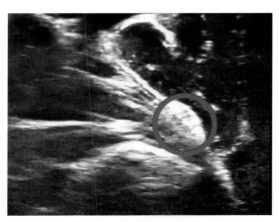

图 7-8　肌皮神经超声图像

四、并发症

腋路臂丛阻滞并发症较为少见，主要以意外刺破血管或局麻药全身毒性反应为主。

预防并发症发生的方法包括：常规使用彩色多普勒，识别穿刺路径中可能存在的血管，尤其是静脉；注药前回吸，防止局麻药注入血管；如果注射过程中超声图像上未看到局麻药扩散，则针尖可能在血管内；回吸有血时，应停止注药，并稍稍抽出针头；超声下务必要看到局麻药扩散。

 成功小贴士

1. 应对患者进行充分的术前评估，对于糖尿病、多发性硬化、外周血管病、化疗的患者，及其他可能存在临床或亚临床外周神经病变患者，需权衡利弊，制订麻醉方案。

2. 严格外科操作消毒。

3. 合理摆放患者体位以及超声机机位。

4. 注意超声扫查中应反复识别图像，保证显影清晰。

5. 注药应尽量包绕神经外膜。若在神经周围间隙注药，则应缓慢给药并询问患者有无不适主诉。

6. 需要控制药物的容量及浓度。罗哌卡因浓度一般不高于 0.5%。

7. 操作前后，可以根据需要辅助使用镇静镇痛药物。

8. 阻滞完成后，需要评估阻滞效果，评估是否满足手术要求。若效果不佳需启用替代麻醉方案。

9. 谨防局麻药毒性反应，局部用药后多观察，必要时更改麻醉方式。

10. 患者局部组织结构复杂或超声显影不清时，可用超声联合神经刺激器进行定位。

自测题

选择题

1. 腋路臂丛阻滞最容易阻滞的神经是
   A. 尺神经   B. 桡神经
   C. 正中神经   D. 肌皮神经
   E. 前臂外侧皮神经
2. 腋路臂丛阻滞为防止止血带疼痛，需要阻滞的神经为
   A. 尺神经   B. 桡神经
   C. 正中神经   D. 肌皮神经
   E. 前臂外侧皮神经

参考答案

选择题

1. C   2. D

第三节　股神经阻滞

一、解剖定位

股神经是腰丛最大的分支，发自 L2～L4 神经的腹侧支，有些还会有 L5 神经参与（图 7-9）。股神经向下走行于腰大肌和髂腰肌之间，经腹股沟韧带下方进入大腿，走行于股动脉外侧，阔筋膜及髂筋膜深面。

视频 10　超声引导下股神经阻滞

较浅表的是感觉支，支配大腿前内侧、小腿内侧到脚踝以及髋关节、膝关节的感觉。

深层的运动支支配股四头肌、缝匠肌以及髂骨耻骨肌的运动。

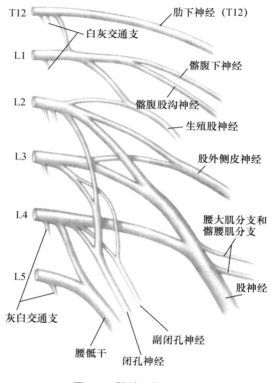

图 7-9 股神经解剖组成

二、超声定位

患者仰卧位，下肢轻度外展。选用高频线阵探头，将超声探头放置于大腿根部区域，与大腿长轴垂直（图 7-10）。

超声图像上可以看到股神经位于股动脉外侧髂筋膜下方（图 7-11）。股动脉为圆形不易压扁的有波动低回声结构，也可用多普勒来确定血流情况。

在腹股沟韧带水平，神经通常像三角形或楔形高回声结构；再向远端时，股神经由于前后支分开，看起来更圆。

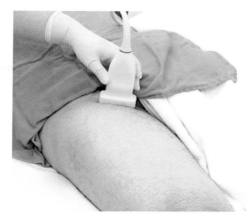

图 7-10　股神经阻滞操作超声探头位置

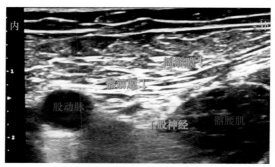

图 7-11　股神经超声影像

三、穿刺方法

　　超声引导下股神经阻滞可以使用平面内技术或平面外技术进针。平面外进针时，调整探头使股神经位于超声图像中间。皮肤局麻后，用神经刺激针在探头远端 1 ～ 2 cm 处进针，针尖运动可引起组织移位，注射液体观察到"水分离"现象以确定针尖位置。也可联合使用神经刺激仪用来辨别神经。确认位置回抽无血后，可缓慢注射局部麻醉药（图 7-12）。

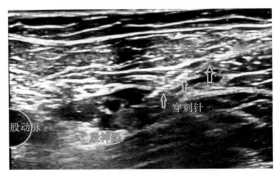

图 7-12　平面内技术超声引导下股神经阻滞

四、并发症

股神经阻滞相关的并发症较为罕见。可能有局部淤青或压痛。严重的并发症包括全身性局麻药毒性反应。应在注药时反复回抽，并注意局麻药剂量。

五、注意事项

复合使用神经刺激仪进行穿刺操作定位过程中，如出现大腿内侧收缩，可能是由于刺激到缝匠肌，通常为穿刺方向太靠内侧。将针回退，稍将针移向外侧，以出现股四头肌收缩运动为定位准确标志。

为避免神经损伤，建议由外侧进针，因神经横断面的外侧轮廓较内侧显示更清晰。

 成功小贴士

在进行超声引导下股神经阻滞操作时，也可以使用平面外技术，虽然在操作过程中不能看到针尖，但可以通过间歇注射小剂量液体（0.5～1 ml）来帮助显示针尖位置。

股神经阻滞时，局麻药扩散并非必须包绕神经。局麻药注射在神经后外侧或神经前面也是可以的。

自测题

选择题

1. 关于股神经阻滞，说法**错误**的是

   A. 需要先确定腹股沟水平股动脉位置

   B. 股神经位于动脉外侧，髂筋膜深部，髂腰肌上方

   C. 股神经在超声图像上呈三角形或椭圆形

   D. 使用神经刺激仪不能引出股四头肌收缩

   E. 平面内进针由外向内，穿破髂筋膜时有突破感

2. 股神经阻滞，阻滞成功的表现**不包括**

   A. 疼痛缓解

   B. 股前、膝下、小腿内侧感觉减退

   C. 股四头肌肌力减弱

   D. 髌韧带腱反射减弱

   E. 跟腱反射减弱

3. 关于超声引导下股神经阻滞，说法正确的是（多选题）

   A. 股动脉内侧可见神经

   B. 应用高频线阵探头

   C. 注射后可见神经

   D. 神经位于髂筋膜下方

参考答案

选择题

   1. D   2. E   3. BCD

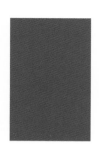

参考文献

［1］陈大燕，陈春彬，廖霖，等.颈内静脉的解剖与穿刺改良法的临床应用.广东医学，2001，22（7）：576-577.

［2］罗光辉，方机，黄锦联，等.右锁骨下静脉穿刺置管术改进的解剖依据和临床应用研究.中华实验外科杂志，2004，06：741-743.

［3］张守信.人体解剖学图谱.北京：科学技术文献出版社，2000.